JN033656

結局、なにをすれば健康に長生きできるのか。
われわれが、その方法をみなさんだけに教えます。

はじめに

本書は、世の中にあふれる〝健康法の海〟に翻弄《ほんろう》され、どうすれば本当に長生きできるのかわからなくなっている人のために誕生した1冊です。

どうぞご安心ください。

悩まれていたり、不安になったりしているみなさんを救うために、私を含め10人の医師が立ち上がりました。

みなさんが抱える病気や不調の不安は、私たち医者が請《う》け負います。
だからみなさんは、本来であればなにも心配をしなくてよいのです。

これまで私たちは、受診される患者さんにそうお声がけをしてきました。ですがそれでも、自分の体のことだから、と心配される患者さんはあとを絶ちません。

心配ごとが大きくなっていく理由のひとつに、いま、われわれ医師たちが共通して感じていることがあります。それは、

「みなさんは、多すぎる『健康情報』に振り回されている」

ということです。

実際に、病院にいらっしゃる患者さんから、インターネット上の個人の見解や、メディアから情報を仕入れ、「○○が体にいいと聞いて試しているのですが、効果を実感できない」という話をされるケースが、近年とても増えております。

昔ならご近所の方との世間話で得るくらいだった健康情報が、いまや世界中からさまざまな形で集めることができるわけですので、普段、専門的な医療知識を必要としないみなさんが、情報におぼれてしまい、不安に思われるのも無理はありません。

誤った情報に基づいた健康法はたいてい体を悪くする

じつは、世の中にあふれる健康情報のなかには、安易《あんい》に取り入れないほうがいいものもたくさんあります。

むしろ、試すことで体調が悪化するケースもあります。〝体にいいから〟といってなんでも試すことが、必ずしもベストの選択とは言えないのです。

たとえば、近年、ダイエットだけでなく健康にもいいと、大ブームを巻き起こした糖質制限。食事の糖質を極力カットする食事法のことですが、糖尿病を専門に何十年も最前線で戦ってきた私から申し上げると、

「糖質制限はモグラ叩《たた》きのような形。根本的な解決にはならない」

と考えています。詳細はのちの章に譲《ゆず》りますが、最新の医学では、糖尿病に関しては、血糖値より血管の状態が重要と言われています。そのため、私は自分が受け持っている患者さんには、状態を見ながら、甘いものも食べて構いませんよ、とお伝えしています。

また、糖尿病ではない人が極端に糖質を制限すると、心血管疾患《しっかん》（脳卒中、心

筋梗塞《こうそく》など）になる可能性を高めかねません。本来、糖質は人間にとって生命を維持するために必要な栄養素。それを極端に、しかも専門家の指導のもとではなく独断で制限するわけですから、危険なのは当たり前です。

このように、言葉だけが独り歩きをして、結果的に患者さんが増える事態が多数、いま日本で起きているのです。

俗説や自己流健康法にダマされない
本当に長生きできる方法

そこで科学的なエビデンスや、長年医師として最前線で多くの患者さんを診《み》てきた知見から、本当に健康長寿につながる健康法とはなにか、について本書では説明いたします。

これまで世間では常識だったことや、ブームを巻き起こしたものが、じつは医療現場から見ると不思議に思うことがたくさんあります。その思いは年々積もり積もっていき、この現状をなんとかしたい、と思い立ったところ、心を同じくする9人の、しかも日本トップクラスの医師の方々に協力いただくことができました。この場を借りて、みなさまにお礼を申し上げます。

長生きに込められる意味については、この本では「健康長寿」を長生きと定義し、単に寿命を延ばす方法ではなく、**できるだけ長く、人生を楽しめる体でいるための方法をまとめています。**

これからご紹介する方法は、大きく分けて5つ。「食事」「運動」「睡眠」「生活習慣」、そして「治療法」。いずれもみなさんに有益な情報になるよう厳選しました。

前から順に読み進める必要はありません。目次を見て気になった項目だけを読んでも、医師のプロフィールを見て気になる人がいたら、その方の項目だけを読んでも、どんな読み方でもOKです。

また、全部を実践《じっせん》する必要もまったくありません。ご自身の現状に合わせて、見直したり、新たにはじめたりと、できることからゆっくりと、あせらず実践してみてください。

医療の現場では**「一病息災《そくさい》」**という言葉があります。人生100年時代に突入したいま、なにかしらの持病を抱えることは当たり前という意識で、病気とのうまい付き合い方を本書でひとつでも見つけていただけたらうれしく思います。

日本は世界一の長寿国ではありますが、同時に、寝たきり期間についても世界一の国です。

特別な病気でない限り、みなさんには最後の最後まで、病院のベッドに入ることを、できるだけ先延ばしにする人生を歩んでほしいと願っております。

そのためにこの本を存分にご活用いただければ幸いです。

国際医療福祉大学
糖尿病・代謝・内分泌内科学教授
坂本昌也

最強の医師団プロフィール

Doctors FILE 1

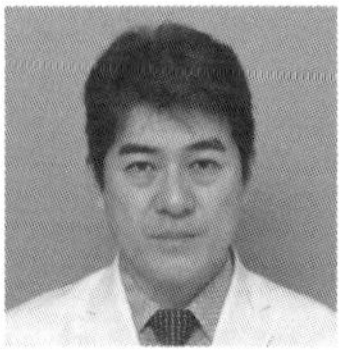

世界標準の糖尿病研究の旗手

坂本昌也

Masaya Sakamoto

国際医療福祉大学糖尿病・代謝・内分泌科学教授。高血圧、高血糖値、高脂血症のトリプルリスクを診る総合診療能力の高い内科医。昨年2月には10万人の患者データから、実は証明されていなかった「糖尿病は冬に悪化する」という事実を世界で初めてエビデンスをもとに発表した。

Doctors FILE 2

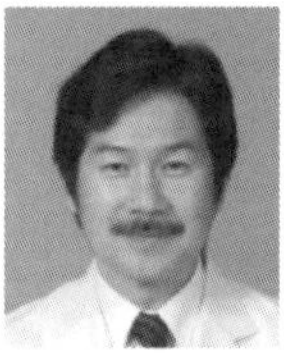

前立腺がん腹腔鏡下手術の世界的権威

頴川晋

Shin Egawa

東京慈恵会医科大学泌尿器科主任教授、アジア泌尿器科学会教育委員長も務める“セカイのエガワ”。2017年に、日本人で2人目となる欧州泌尿器科学会名誉会員の称号を賦与される。また、同年アメリカでは、世界の若手ドクターのスキル向上に貢献した成果を称して、日本人として初のグローバルリーダーシップ賞に推載された。

Doctors FILE 3

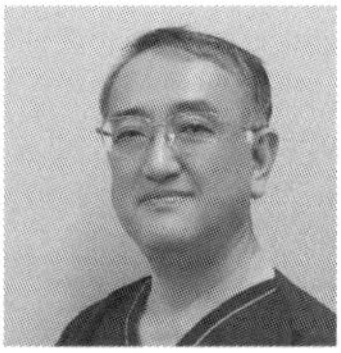

公認心理師の資格もつ慢性痛治療に挑む天才医師

北原雅樹

Masaki Kitahara

横浜市立大学附属市民総合医療センターペインクリニック教授。まもなく立法化される慢性疼痛対策の旗手。「公認心理師」の資格をもつ、稀有なペインクリニック専門医。痛みの「真犯人捜し」の名探偵として、西洋のリハビリと東洋の鍼を融合したトリガーポイント療法「IMS」の第一人者として、著名人からも信頼が厚い。

Doctors FILE 4

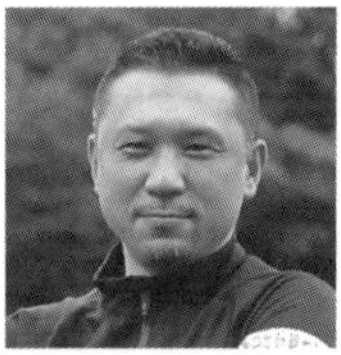

関節痛最先端再生医療の第一人者

齋田良知

Yoshitomo Saita

順天堂大学医学部整形外科学講座准教授。PRP注射を駆使した治療で、トップアスリートから絶大な信頼を得ている。「スポーツを通じて社会を豊かにする」ために、スポーツによるケガの予防や子供の成長サポート、中高年者の生活習慣病や運動器疾患による移動能の低下の予防など、多岐にわたる分野で活動をしている。またいわきFCクリニック院長としてスポーツサイエンスと地元の高齢者治療の両輪も追及している。

Doctors FILE 5

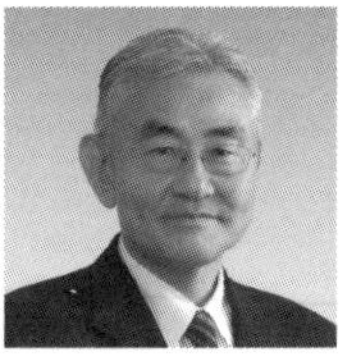

日本を代表する認知症治療の権威

繁田雅弘

Masahiro Shigeta

東京慈恵会医科大学精神医学講座主任教授。ノーベル生理学・医学賞選考委員会のある、スウェーデン・カロリンスカ研究所元研究員。とくに物忘れタイプの軽度認知症に対し、森田療法を駆使して早期治療にあたり成果を上げている。また、自身の生家を（若年性から高齢者までの）認知症のケアハウスとして、認知症についての啓発講習会、企業研修を行う場として開放している。

最強の医師団プロフィール

Doctors FILE 6

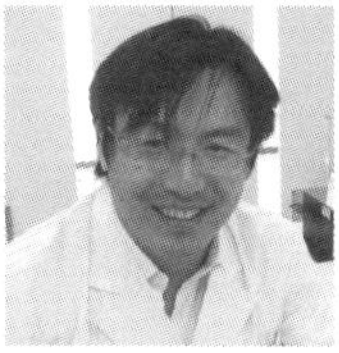

オックスフォード帰りの孤高の天才

下村健寿
Kenju Shimomura

福島県立医科大学病態制御薬理医学講座主任教授。世界を代表する生理学者フランセス・アッシュクロフト教授のもと、オックスフォード大学に研究員として8年在籍。在籍期間中に、新生児糖尿病という難病の特効薬の発見に貢献する世界的快挙を果たす。現在は母校で糖尿病、肥満、また同大学の前島特任教授とともにオキシトシンの研究を進めている。

Doctors FILE 7

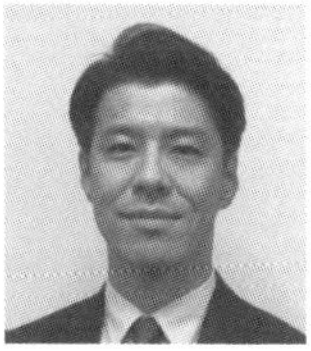

AIを駆使する内視鏡診断治療の第一人者

炭山和毅
Kazuki Sumiyama

東京慈恵会医科大学内視鏡医学講座主任教授。AIを駆使した内視鏡の手技は、ほかの医師からも「美しい」と絶賛される。早期胃がん、大腸がんであれば内視鏡を巧みに操り摘出する。理路整然とした語り口調で、患者さんからの信頼も厚い。

Doctors FILE 8

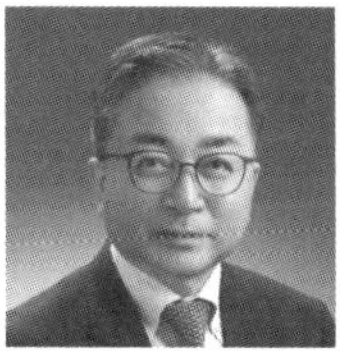

高い患者支持率を誇る乳腺外科医

鳥海弥寿雄
Yasuo Toriumi

東京慈恵会医科大学乳腺・甲状腺・内分泌外科特任教授。外科医でありながら、保険指導医としてすべての診療に通じ、総合診療能力が高い。テレビ番組の総合医療監修の実績も豊富。

Doctors FILE 9

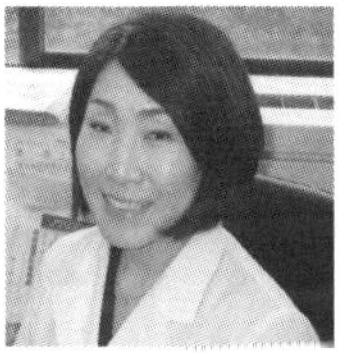

オキシトシンの謎に挑む日本の医学研究の星

前島裕子
Yuko Maejima

福島県立医科大学肥満体内炎症解析研究講座特任教授。幸せホルモンと呼ばれてきたオキシトシンが、肥満治療にも有効であることを突き止めた、この分野のトップランナー。オキシトシン研究においては日本だけでなく世界からも注目されている。オキシトシンのさらなる力の解明に日夜取り組んでいる。

Doctors FILE 10

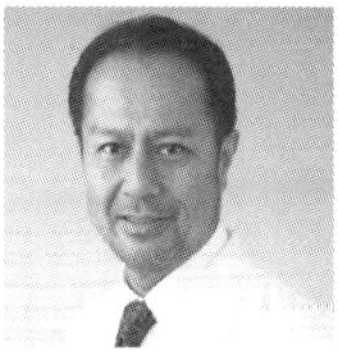

膵臓・胆のう摘出術の“神の手”をもつ天才外科医

三澤健之
Takeyuki Misawa

帝京大学医学部外科学講座教授。日本一の肝胆膵外科医を目指し、慈恵大学病院から母校・帝京大病院に戻る。傷口ゼロのパーフェクトな手技で、「低侵襲肝胆膵手術の“神の手”をもつ天才外科医」と呼ばれている。

最強の医師団が教える長生きできる方法　目次

第1章　長生きできる方法「食事編」

1　血糖値を下げるためには、どういう食事がいいですか？……020
2　糖質制限は体にいいですか？……026
3　早食いは、体によくないですか？……028
4　1日に2リットルくらいの水分を摂取するといいというのは、本当ですか？……032
5　玉ねぎのスライスを食べると血液サラサラになるのは本当ですか？……036
6　ファスティング（断食）は本当に体にいいですか？……038
7　ゼロカロリーは本当に太らないですか？……040
8　食事をすると体調が悪くなる気がするのですが、小麦によるグルテン関連障害の可能性は考えられますか？……042

第2章 長生きできる方法「運動編」

9 筋トレは本当に体にいいですか？ …… 048
10 水泳をすれば首の痛みが治ると言われましたが、本当でしょうか？ …… 052
11 ぶら下がり健康法は、本当に効果がありますか？ …… 054
12 食後すぐに運動するのは体によくないですか？ …… 056
13 正しいウォーキング法を教えてください。 …… 058
14 ストレッチやダイエット運動は、お風呂を出る前と出たあと、どちらが効果的ですか？ …… 062
15 運動によって骨が強くなるというのは本当ですか？ …… 064
16 「適度な運動（ペーシング）」の目安とは？ …… 066
17 激しい運動は逆に体に毒と聞きました。どうなのでしょうか？ …… 068
18 体の柔軟性は健康寿命に関係ありますか？ …… 070

第3章 長生きできる方法「睡眠編」

19 早寝、早起きは本当に体にいいですか？ …… 076
20 昼寝や仮眠をする人が長生きできるのは本当でしょうか？ …… 080
21 寝つきが悪いときにやるといいことを教えてください。 …… 082
22 睡眠時の正しい体勢を教えてください。 …… 084
23 就寝時間、起床時間の乱れは慢性痛に影響しますか？ …… 086

第4章 長生きできる方法「生活習慣編」

24 毎日脳トレのためにクロスワードパズルをやっていますが、苦痛です。それでもやったほうがいいですか？ …… 092

25 料理の手際が悪くなったり、人の名前をなかなか思い出せなくなったりするのは、認知症のはじまりでしょうか？ …… 096
26 要介護の父がデイサービスを嫌がります。
人とのコミュニケーションが減ると認知症の進行も早まりますか？ …… 100
27 認知症になりやすい人の共通点、予兆のようなものはありますか？ …… 104
28 日々、笑っているほうが長生きできますか？ …… 108
29 タバコは本当に「百害あって一利なし」でしょうか？ …… 110
30 ペットを飼うと長生きするって本当ですか？ …… 112
31 半身浴は体にいいですか？ …… 114
32 温冷交代浴（サウナ⇕水風呂など）は本当に体にいいですか？ …… 116
33 温泉に入ることは体にいいと言われますが、長寿にも関係ありますか？ …… 118
34 日に当たることは体にいいですか？ …… 120
35 中高年になってからの性交渉の頻度は寿命に影響を及ぼしますか？ …… 122
36 音楽を聴くヒーリング法は、本当に効果がありますか？ …… 124

37 リンパマッサージの効果は、科学的に証明されているのでしょうか？ …… 126
38 おしっこの色や臭いは体調とリンクしていますか？ …… 128
39 仕事や職場の人間関係にストレスを感じる場合は、職を変えたほうが長生きできますか？ …… 132

第5章 長生きできる方法「治療法編」

40 がんは遺伝するというのは本当でしょうか？ …… 136
41 前立腺がんの手術で男性機能が失われるのが怖いです。どうやったら回避できるでしょうか？ …… 142
42 40代になってから乳がんになる人が増えると聞きました。なぜですか？ …… 144
43 乳がんは早期発見でほぼ助かりますか？ …… 148
44 野菜を多くとるほどがん予防になりますか？ …… 152
45 末期がんから生還して長寿を享受している患者は、どんな性格の方が多いでしょう？ …… 156

46 舌を磨くと大腸がんを防げるって、本当ですか？ …… 158
47 飲酒の適量の目安はありますか？ …… 160
48 糖尿病は遺伝するというのは本当ですか？ …… 162
49 糖尿病は冬に悪化するというのは本当ですか？ …… 164
50 高血糖、高血圧、高脂血症のトリプル対策はどうすればいいでしょう？ …… 166
51 食事以外でコレステロール値を下げるには、なにをするのがいちばんいいですか？ …… 170
52 血圧がなかなか下がりません。どうしたらいいでしょうか？ …… 174
53 γ（ガンマ）ＧＴＰの数値が健康診断のたびに上下しますが、あまり気にしなくてもいいのでしょうか？ …… 176
54 健康診断のたびに尿酸値が高いと指摘されます。痛風にはなったことがないので、とくに治療する必要はないでしょうか？ …… 178
55 脂肪がたまりやすい体質ってありますか？ …… 180
56 緊張やストレスでお腹の調子が悪くなりがちなのですが、整腸剤は飲み続けても大丈夫ですか？ …… 182

57 慢性的な便秘に病気が隠れていないか不安です。
もし病気を疑うなら、どんな検査が必要でしょうか？ …… 184
58 コンドロイチンやグルコサミンなどの健康食品は、本当に効きますか？ …… 188
59 男性の更年期障害が慢性痛の一因となることはありますか？ …… 192
60 慢性の腰痛患者ですが、太っているのと、痩せて筋肉がないのとはどちらが悪いのですか？ …… 194
61 帯状疱疹ワクチンの接種や骨粗鬆症の検査・治療なども、慢性痛の予防に有益ですか？ …… 198
62 視力の低下と長寿の関係が知りたいです。レーシックは長生きにつながりますか？ …… 202
63 おへそから器具を入れて腫瘍を取り除く、体に負担をかけない手術があるそうですが、
寿命が延びることにつながりますか？ …… 204

●本書籍の情報は２０２０年９月１日時点のものです。
●本書籍に掲載されている数値やデータは、２０２０年９月１日現在の日本の法律、または研究をもとに計算、掲載されたものです。
●本書籍の著者の所属及び肩書は２０２０年９月１日時点のものです。
●各質問に関する回答は、お答えいただいた先生の見解です。

第1章

長生きできる方法
食事編

健康な生活の第一歩は食事から。とはいえ、
巷にあふれる食事による健康法を見ていると、
なにが体によいのかわからなくなってしまうことも。
そこでここでは、病気を遠ざける
「食事のとり方」について、ご紹介します。

1

Q

血糖値を下げるためには、どういう食事がいいですか？

朝食は多め、夕食は少なめに。甘いものは食べてもOKです。

教えてくれた人

坂本昌也先生

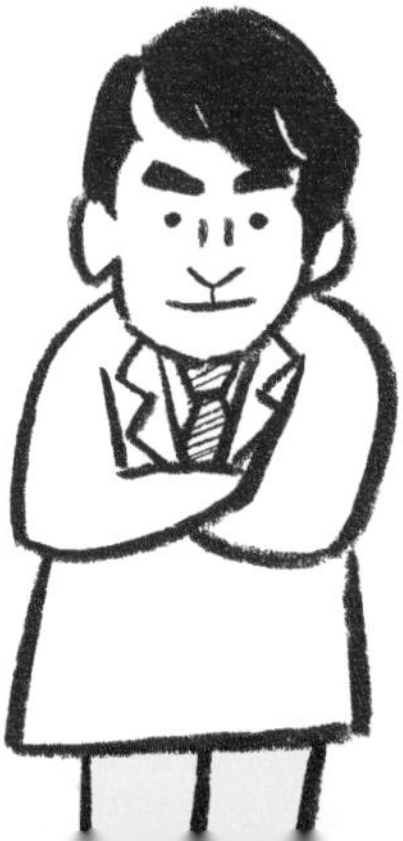

1

血糖値を下げるためには、どういう食事がいいですか？

先にお伝えしておきたいのは、血糖値ばかりに目を向けるのではなく、**血圧や脂質《ししつ》にも同じくらい、いや、血糖値以上に関心を持つようにしてください**、ということ。血糖値だけが高くなっても、重い病気になるわけではありません。そこに高血圧や高脂質が加わることで、心筋梗塞《こうそく》などを引き起こすリスクが高まるのです。高血糖だけならそのリスクは「1」で済みますが、高血圧や高脂質が入ってくると、「1＋1」が10にも20にもなる。そんなイメージでとらえるといいでしょう。

重い病気のほとんどは、血管のトラブルが引き金になって発症します。ゆえに**いちばん大事なのは、血管にダメージを与えないこと**です。われわれ医師は、そうならないためになにをすべきかを第一に考えています。血圧はそのものズバリ血管に影響を与えますし、脂質も高くなると血液がドロドロになるので、最終的には血管の問題ということになります。

とはいえ、血糖値が一気に上がる（もしくは一気に下がる）グルコーススパイクという現象が起こると、血管が傷つきますので、当然ながらケアをしなければなりません。優先度としては血圧や脂質のほうが上ながら、血糖値を軽く扱ってはいけない。血糖、血圧、脂質のトリプルリスクに気を配ることが重要です。

食事で大事なのは、1日3食、穀物《こくもつ》や野菜をとり入れた栄養バランスのいい食事を心がけること。できれば、朝食は多めで、夕飯は少なめ。夕飯については、炭水化物や油分の多いものを控え、できるだけ早めの時間帯にとるようにしてください。就寝前のドカ食いは絶対厳禁です。また、**食事前に運動をすると、糖が吸収されやすい状態になってしまいますので、控えるようにしましょう。**

あと、これを言うと多くの方が驚かれるのですが、適量であれば**甘いものを**

1

血糖値を下げるためには、どういう食事がいいですか？

食べても構いません。脳の疲労回復を促《うなが》し、ストレスの軽減にもつながりますので、朝食時に果物を食べたり、3時のおやつをいただいたりするのは問題ないと言えます。

じつは**日本人に糖尿病が増えたのは、たくさん糖質をとるようになったからではありません。**

1970年代にアメリカから某ハンバーガーチェーンが出店し、国内店舗数が増えるにつれて、さらには自家用車の保有台数の上昇に伴《ともな》い、糖尿病患者の数とエネルギー摂取量に占める脂肪の割合が右肩上がりで伸びていることが、厚生労働省の調査により判明しています。

つまり、糖尿病の原因は食の欧米化と運動不足にあるということ。日本人の摂取カロリーと糖質は、むしろ1950年代よりも減少しているのです。

糖尿病対策として糖質制限を実践《じっせん》される方は多くいますが、私は積極的にはすすめていません。もともと糖質が好きな方は、長く続かない場合やストレスを感じるケースが多いからです。また糖尿病になると、糖質をとることで血糖値が上がる現象が起こりますが、それを薬や糖質制限で抑えたとしても、根本的な解決にはならないからです。

糖質をとって血糖値が一気に上がる→無理やり下げる。

これは例えるならモグラ叩《たた》きで、原因をシャットアウトしているわけではない。叩いても叩いても、すぐに次のモグラが顔をのぞかせます。どれほど叩いたところで、**予後への影響は大きくありません**。

重要なのは、糖尿病という病気を一元的に考え、根本に目を向けること。地道な話になりますが、体重を減らしたり、食事の内容やとり方に気を配ったりするのが、もっとも効果的と言えるのです。

1

血糖値を下げるためには、どういう食事がいいですか？

糖尿病の増加と関連事項の年次推移

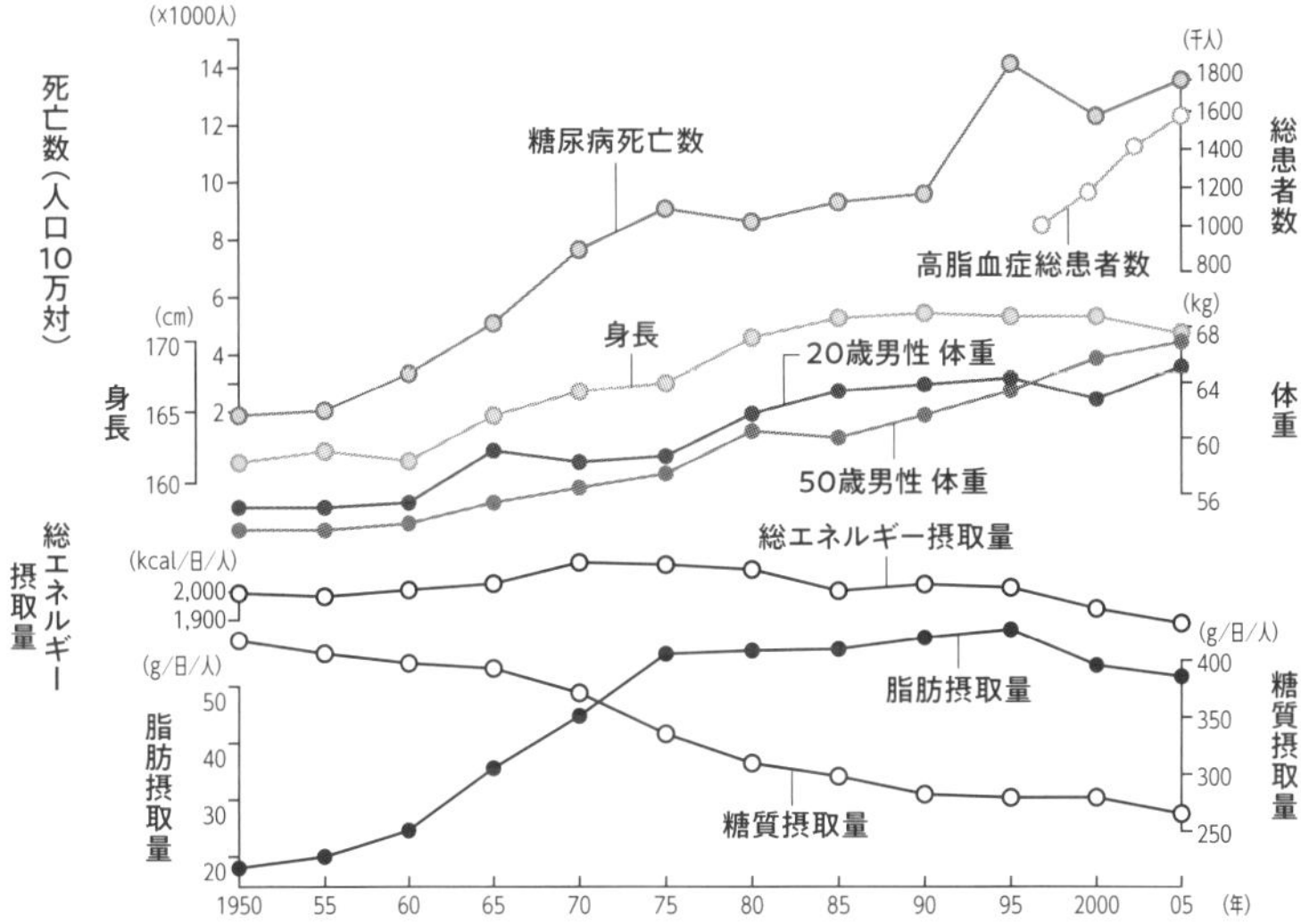

日本の糖尿病患者数は、生活習慣と社会環境の変化に伴って、急速に増加しています。糖尿病はひとたび発症すると治癒することはなく、さまざまな合併症を引き起こす要因となる危険な病気。糖質制限や血糖値を下げることに躍起になるよりも、血圧、脂質にも注意を払い、バランスのよい食事と適度な運動を心がけることが大切です。

2

Q 糖質制限は体にいいですか？

糖質制限ダイエットは病気のリスクを高めます。

教えてくれた人
下村健寿 先生

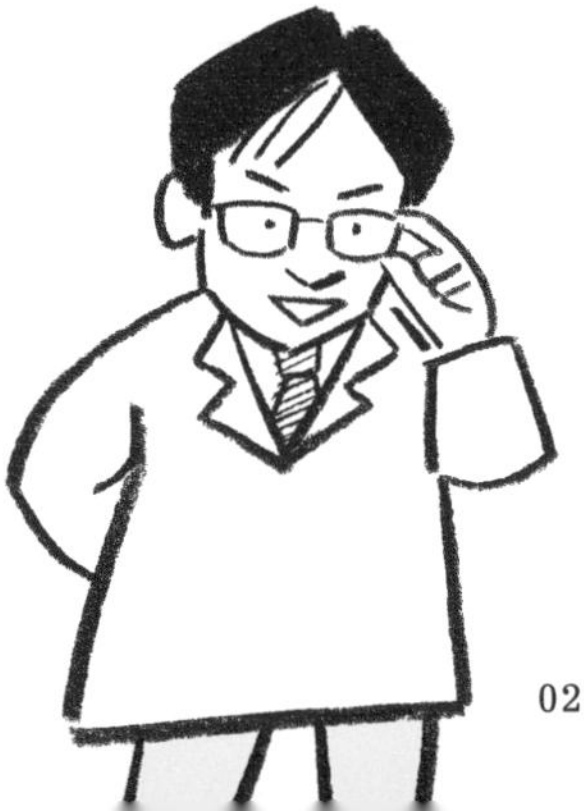

2

糖質制限は体にいいですか？

昨今話題を集めている糖質制限ダイエットですが、その効果に関してはまだはっきりとした結論が出ているわけではありません。短期的には効果があるように見えるものの、その場合にも総エネルギー摂取量が低下していることが多く、糖質を制限したからなのか、摂取エネルギー量が減ったからなのかが明確にわかっていないのです。２０１４年に行われたメタ解析の検討でも、**糖質制限は非常に小さな効果、または効果なし**と判定されています。

また、糖質制限の大きな問題として長期間の継続が非常に困難なことも挙げられ、短期的に糖質制限でダイエットに成功したように見える人も、**１年後には元の体重に戻ってしまう**という事例が多く確認されています。

さらに議論を重ねる余地もありますが、**糖質制限食は長期的な死亡・心血管イベントのリスクを上げる**とも報告されていますので、バランスのとれた食事で長期に耐えることのできるダイエットが理想的と言えるでしょう。

3

Q 早食いは、体によくないですか？

ゆっくり食べると長生きできます。

教えてくれた人
炭山和毅 先生

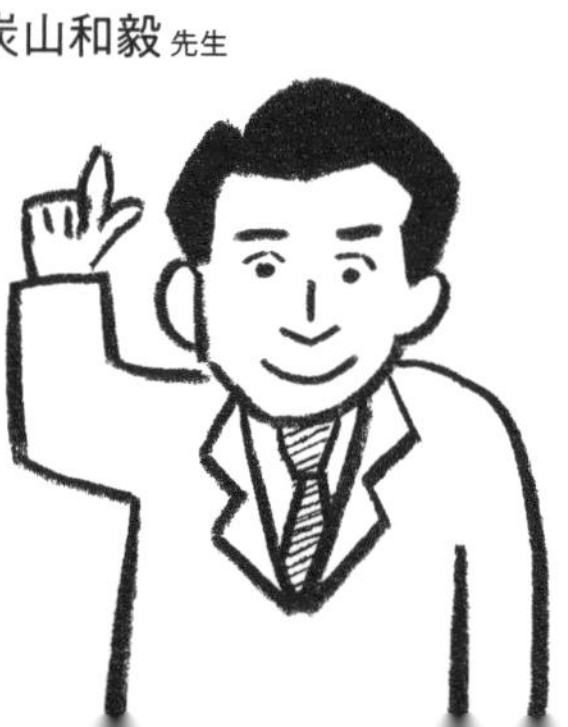

3

早食いは、体によくないですか？

まず、満腹感というものは、胃をはじめとする消化管の壁が拡張することに加え、血液のなかに糖分などの栄養が行き渡ることによって得られます。当然、満腹感を得られれば、それ以上なにかを食べようという気にはなりません。

ゆっくり食事をすると、食べているあいだに胃のなかの食べものが消化され、小腸へと流れていき、それに伴《ともな》って血糖値が上昇し、食欲がおさまっていきます。つまり、**体に必要なエネルギーを感じながら食事ができる**ということです。

また、咀嚼《そしゃく》を多くすることで満腹感を高められるとも言われています。結果的に、ゆっくり食べることは食べすぎの防止につながるのです。

それに対し早食いは、栄養が吸収される前に次から次へと食べものが消化管に送り込まれるため、ゆっくり食べるときのように、血糖値の上昇による満腹感を得ることができません。

早食いは、胃のなかに食べものがパンパンに収まり、消化管の壁が引き伸ばされて「これ以上は入らない」状態になることで満腹感を得られます。**体内に栄養をとり込むことよりも、胃を膨《ふく》らませることに人間の体が注力してしまう**からです。当然、胃のなかの食べものは食事のあとになって消化吸収されますので、満腹感を超えた食べすぎ感が体をおそうことになります。そしてそれが倦怠感《けんたい》を引き起こしたり、さらには日中の眠気を誘ったりします。

早食いによって栄養が吸収される前に食べものを詰め込む習慣がつくと、消化管の壁は引き伸ばされることに慣れ、食べすぎや肥満の原因になり、ひいては健康を害する心配が出てくるのです。早く食べたからといってすぐに死ぬわけではありませんが、得られるメリットはなきに等しいと考えたほうがいいでしょう。

それだけではありません。食べものを一気に頬張《ほおば》り、同時に飲みものを流し込むと、**食べものよりも軽い胃酸が上に上がって、胸やけや逆流性食道炎を引き起こす引き金**になります。

胃というものは、あらゆるものを溶かしてしまうほどの強力な酸を出しながらも、同時に胃酸から身を守る物質も出して自らは溶けない、非常に高度に進化した臓器です。消化管のなかでは突出して複雑な作業を行えます。

しかし、ひとたび胃酸が胃の外に出ると、ほかの組織はたまったものではありません。食道は単なる筒ですので、胃酸によって溶けてしまいます。逆流性食道炎を防ぐためにも、早食いはできるだけやめましょう。

もうひとつつけ加えておくと、**お腹回りを引き締める女性の補正下着は、逆流性食道炎にとっては最悪な存在**です。あれを着ると胃のなかの圧が高くなり、胃を膨らませようとゲップが出て、空気や胃酸が逆流します。補正下着＋早食いは絶対に厳禁と肝に銘《めい》じておいてください。

4

Q 1日に2リットルくらいの水分を摂取するといいというのは、本当ですか？

本当です。とくに夏は2・5リットル飲まないと危ない。

教えてくれた人
纐川 晋 先生

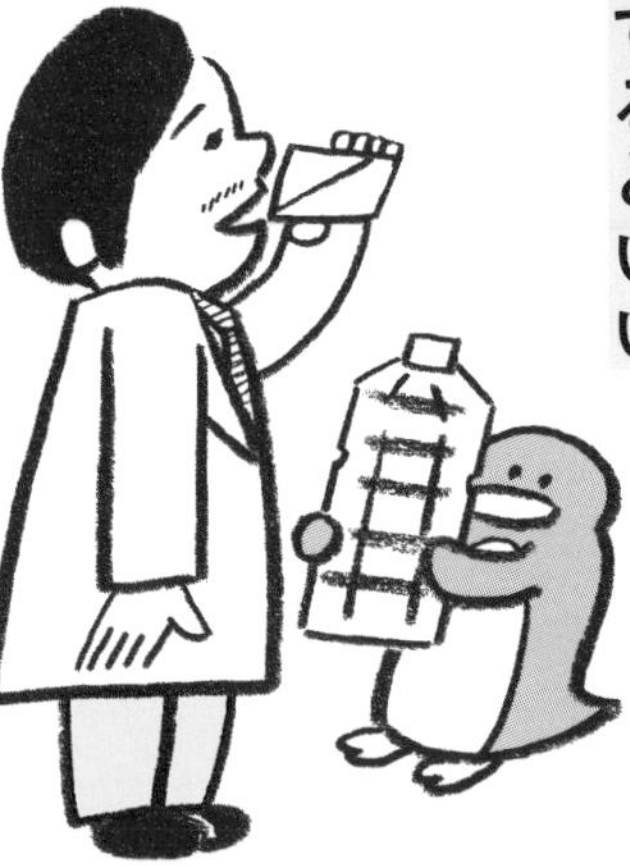

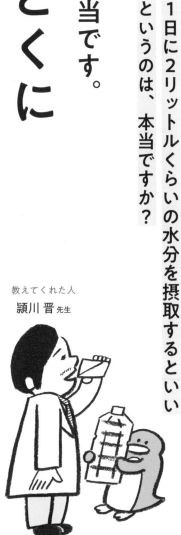

4

1日に2リットルくらいの水分を摂取するといいというのは、本当ですか？

よし悪しの問題以前に、人間の体は**1日にだいたい1～2リットルの直接水（口から飲む水分）を必要としています**。体にいいから飲むのではなく、毎日それくらいは飲まなければならないということです。

それに加えて、汗をかきやすい夏場、とくに気温が30度を超えるような日は、0・5リットル（500㎖）ほどプラスしたほうがいいでしょう。そうでないと、脱水症状を引き起こしかねません。1日に2リットルの水分を摂取したほうがいいというのは、そういう意味なのです。

ここでいう「水分」は、基本的に水と考えてください。必ずしもすべてが水でなくてもよく、一部をスポーツドリンクやお茶で代用しても構いませんが、コーラやお酒を2リットル飲むとなると話は変わってきます。糖分やアルコールの過剰摂取という別の問題が発生するからです。

ただし、これはあくまでも目安であり、絶対的な基準ではありません。当然、心不全、腎《じん》不全のある方にもあてはまりませんので注意が必要です。

年齢、体重、体調、季節、その日の行動などによって、必要となる水分量は変わってきます。とくに運動をしたときや、猛暑日に外出したときは、確実に通常よりも汗をかきますので、上方修正すべきでしょう。生真面目《きまじめ》な性格の人ほど、1日にペットボトル何本とか、マイルールを決めてしまいがちですが、臨機応変《りんきおうへん》に対処していかないと体調を崩すことにつながってしまいます。夏場に熱中症予防を意識するのであれば、多少水分を多めに摂取したほうがいいでしょう。

自分の目で水分の必要量を確認できる具体的な指標は体重です。しっかりご飯を食べているのに体重が減っている人は注意が必要。夏バテや、脱水を起こしている可能性を疑ってください。

4

1日に2リットルくらいの水分を摂取するといいというのは、本当ですか？

水分を摂取するタイミングも大切で、日中にあまり水を飲まなかったから挽回《ばんかい》しようとばかりに、夜にガブガブ飲むのはいただけません。とりわけ、就寝直前に水を飲むのは避《さ》けるべきです。

その昔、とある芸能人が「寝る前にコップ1杯の水を飲むと血液がサラサラになる」と言って、それがブームのようになったことがあります。

しかし、泌尿器科の側から言うと、それは絶対にあり得ません。そんなことで血液の濃度が変化するのなら、ちょっとのことで人間は死んでしまいます。**「寝る前のコップ1杯の水」はただただトイレが近くなるだけ**で、良質な睡眠を妨《さまた》げるマイナス要因にしかなり得ません。

これは寝酒についても同じことが言え、トイレが近くなるばかりでなく、神経がたかぶって脳や体が休まらない状態をつくってしまいます。大事なのは、自分の体と相談しながら、適時適量の水分を摂取することなのです。

5

Q

玉ねぎのスライスを食べると血液サラサラになるのは本当ですか？

玉ねぎは血液サラサラになりますが、食べ方に気をつけましょう。

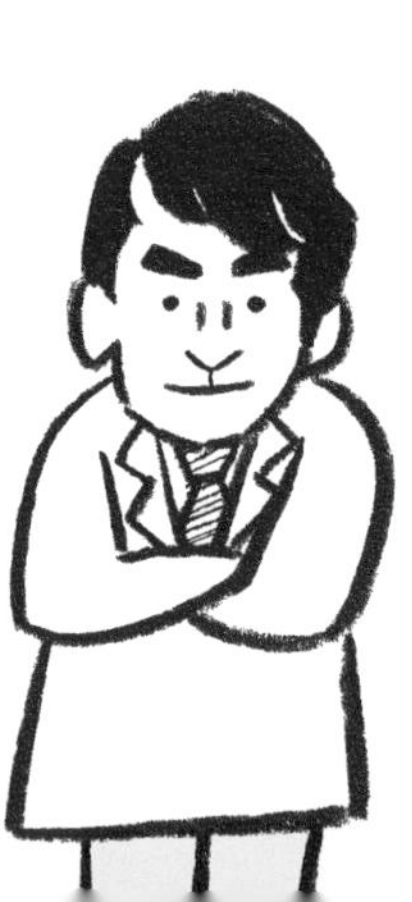

教えてくれた人
坂本昌也 先生

5

玉ねぎのスライスを食べると血液サラサラになるのは本当ですか？

玉ねぎには皮も含めて抗酸化成分が含まれており、血液をサラサラにし、糖代謝によい影響を及ぼす可能性が指摘されています。**健康な方が毎日1／4個から半分程度を摂取すると、体の調子がよくなる**のではないでしょうか。

ただし、注意点がいくつかあります。

もっとも気をつけていただきたいポイントは、スライスした玉ねぎをどう食べるかです。玉ねぎは体にいいからと、別の食材をたくさん追加して、料理自体の総量が多くなったり、あるいはサラダとして食べる場合、ドレッシングのかけすぎで過剰な塩分や油分を摂取してしまったり。こういうことをやっていたら、かえってマイナスの影響を与えかねません。

また、玉ねぎは薬ではありませんので、現在内服している薬の代用にするというアイデアは却下してください。場合によっては原疾患《しっかん》を悪化させてしまうことも考えられますので、充分に注意が必要です。

6

Q ファスティング（断食）は本当に体にいいですか？

ダイエット目的の長期的な断食は骨や筋肉に悪影響を及ぼします。

教えてくれた人
坂本昌也先生

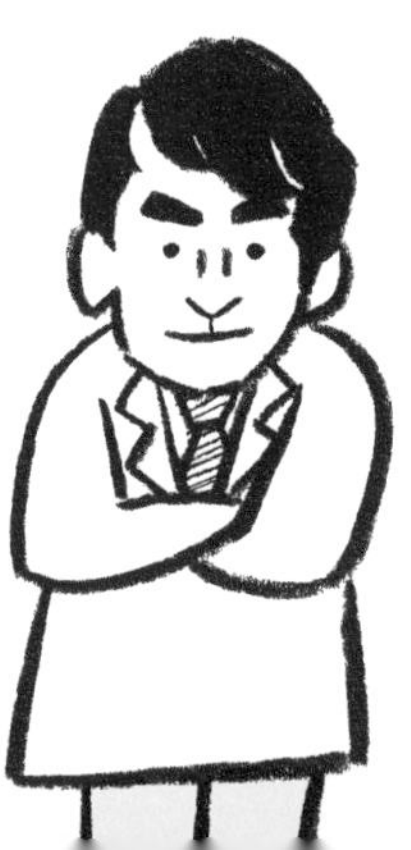

6

ファスティング（断食）は本当に体にいいですか？

19時以降、あるいは21時以降、朝までなにも食べない、というように、時間制限を設けた一時的なファスティングは、生活習慣病の発症を食い止める要因になり得るのでおすすめです。これにより、**負荷のかかった臓器を休ませ、機能を正常化する効果がある**ことも報告されています。自分に合ったかたちで、無理なく継続できるのなら、まったく問題ありません。

イスラム教のラマダンも、いっさい飲まず食わずというわけではなく、決められたルールのもとに行われます。彼らは歴史的に「これをやってはダメ」ということがわかっているので、健康や命を脅《おびや》かすような無理はしません。

推奨《すいしょう》できないのは、健康を意識せず、単に体重を落とすダイエットのために、長期的にファスティングを行うことです。一時的ならいいのですが、長期的にバランスのとれた食事をとらないと、骨や筋肉に悪影響を及ぼし、骨粗《そしょう》鬆症やサルコペニアなどの発症を招きかねません。

7

Q ゼロカロリーは本当に太らないですか？

ゼロカロリーにこだわる人ほど太っている人が多い。

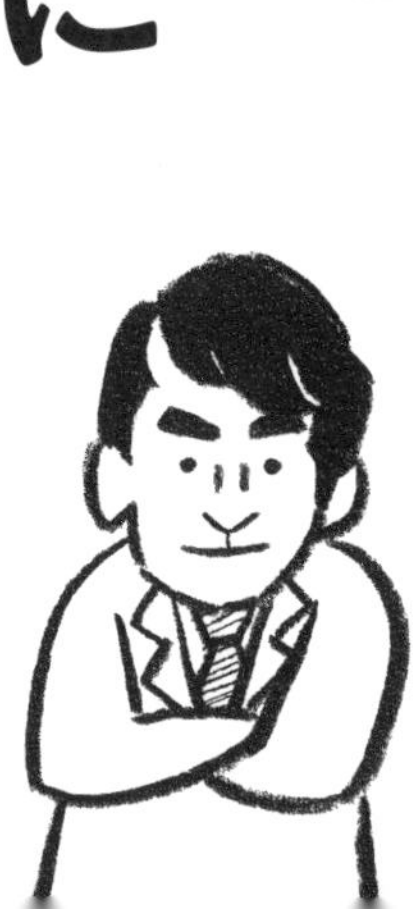

教えてくれた人
坂本昌也 先生

7

ゼロカロリーは本当に太らないですか？

ゼロカロリーの食品や飲みものにこだわっている人が太っているというケースは多い。これは事実です。

考えられる理由は、ゼロカロリーを免罪符《めんざいふ》にして、ほかのものをしっかり食べてしまうから。これに尽きるのではないでしょうか。**ゼロカロリーの食品や飲みものには、ほかの食べもののカロリーをマイナスにする力はありません。**普段飲んでいるジュースやコーラをゼロカロリーに変更するのならいいのですが、通常の食事にゼロカロリーをプラスしても意味がありません。

また、ゼロカロリーと表示されていても、完全にゼロではないものもあり、その積み重ねによってトータルの摂取カロリーが多くなっているという説もあります。さらには、ゼロカロリーに含まれる人工甘味料が、糖尿病の発症に影響するということが、動物実験レベルで明らかになっています。ゼロという言葉に安心して、バランスを考えずに摂取するのは危険と認識しましょう。

8

Q

食事をすると体調が悪くなる気がするのですが、小麦によるグルテン関連障害の可能性は考えられますか？

突如として小麦アレルギーを発症することはあります。

教えてくれた人
北原雅樹 先生

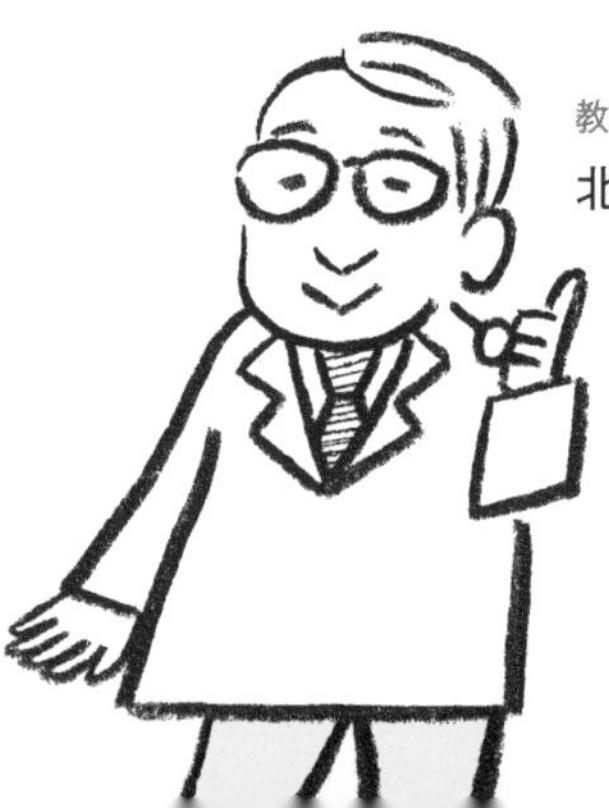

8

食事をすると体調が悪くなる気がするのですが、小麦によるグルテン関連障害の可能性は考えられますか？

グルテン関連障害についてはまだまだ諸説ある状況で、とくに日本ではほとんど認知されていません。しかし、じつは私自身が一時期グルテンに苦しめられ、それを克服《こくふく》した過去がありますので、ここでは私の体験談とそれに基づく見解を書き記していきたいと思います。

私はもともと小麦粉を使った食品が大好物で、ピザや肉まんなどをよく食べていました。40歳くらいまでは、宅配ピザのLサイズを余裕で1枚半はペロッといけたほど。「グルテンフリー」という言葉を耳にするようになったときは、「また変なダイエット法が出てきたなぁ」と思っていました。

ところが、50歳を過ぎたあたりから、そんな大好物をたくさん食べられなくなりました。しかも、食事のあとにどこか体の調子が悪くなることもあります。血圧が上がり、肝《かん》機能も落ちました。思い当たる原因が見つかりません。

そんなある日、あれっ？と思う出来事が起こります。よく利用しているインド料理店でカレーを頼んだとき、いつもはナンのところをサフランライスにしたら、食後も体の調子がよかったのです。ナンだとダメなのにご飯だと問題ない。ということは……。ここではじめてグルテン関連障害を疑い、眉唾《まゆつば》だと思っていたグルテンフリーの食生活に切り替えてみました。

するとどうでしょう。薬を飲んでも下がらなかった**血圧が下がり、お酒をやめてもよくならなかった肝機能も改善し、肩こりや首の痛みも治まったで**はありませんか。そして私は確信しました。医学的にまだ解明されていない部分は多いものの、**グルテン関連障害というものは確実に存在する**と。

私のように、突如《とつじょ》として体質が変わるケースも含め、グルテンに耐性のない人は、間違いなく世の中に一定数いると思います。体の不調を訴えながらも、その原因がまったくわからないという人、とくに**食後に調子が悪くなる人は、グルテン関連障害を疑って**みて、食事（食材）の内容を見直してみてください。

8

食事をすると体調が悪くなる気がするのですが、小麦によるグルテン関連障害の可能性は考えられますか？

3〜4週間続けてみれば、あてはまるかどうかを自覚できると思います。体調に変化がなければ別の要因が考えられる一方、体調がよくなったと実感できればグルテン関連障害の可能性が高いと判断できるということです。

後者の場合、残念ながら食べられるものが限られてしまいますが、小麦アレルギーを抱えている人は多いので、ありがたいことにグルテンフリーの食品はたくさん売られています。ですので、絶望的な気持ちになる必要はありません。

パスタやラーメンは、小麦以外で作られたものが手に入りますし、そもそもグルテンとは無縁のお米は控えなくてＯＫ。お蕎麦《そば》も十割であれば問題ありません。米粉でつくられたパンもメジャーになってきましたし、専用の機械があれば自宅でつくることもできます。

体の調子が劇的によくなりますので、疑いのある人はすぐにグルテンフリーを試してみてください。それにより、**人生が大きく変わる**かもしれません。

夕飯は少なめに、
早めの時間帯に
とりましょう

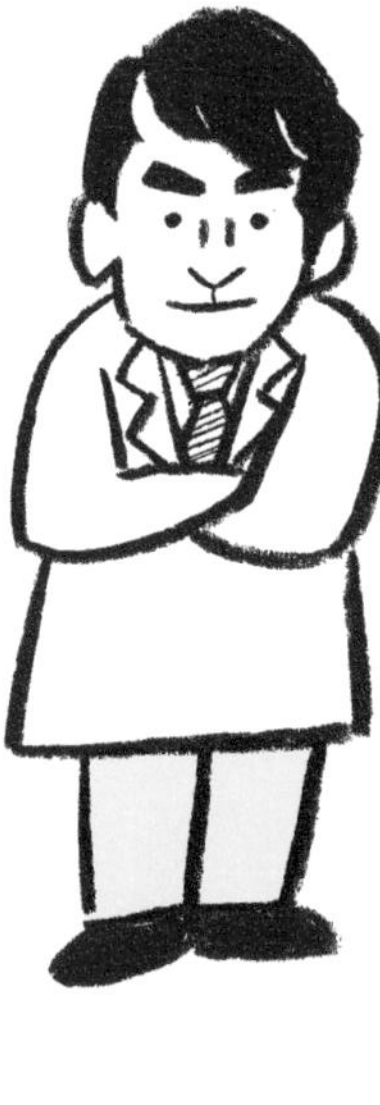

坂本昌也 先生

第 2 章

長生きできる方法 運動編

適度な運動は健康長寿に欠かせないとわかって
いても、「適度ってどれくらい？」「どんな運動を
すればいいの？」と、なにからはじめたら
よいのか悩んでしまうもの。ここでは健康長寿の
ための正しい運動の仕方をご紹介します。

9

Q 筋トレは本当に体にいいですか？

筋トレは裏切りません。とくに腹筋がおすすめです。

教えてくれた人
齋田良知 先生

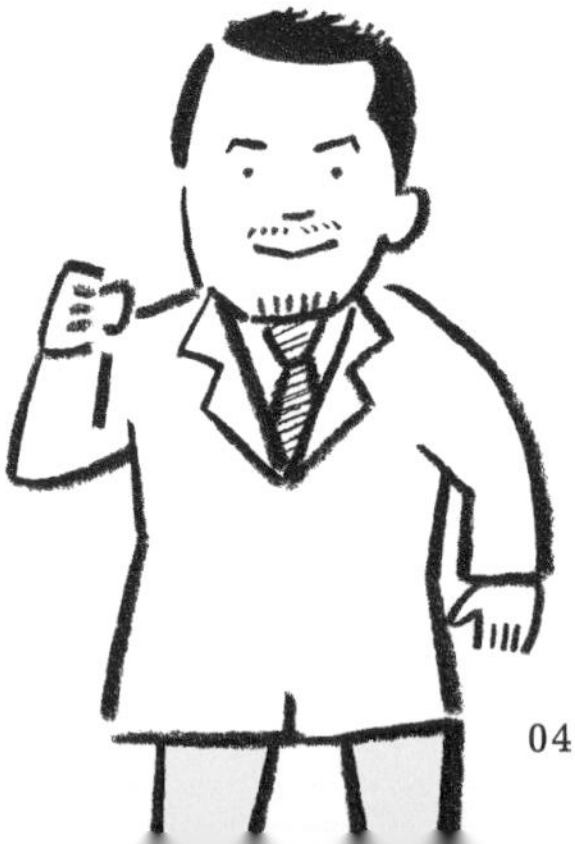

9

筋トレは本当に体にいいですか？

人間には、自らの意思で増やそうと思って増やせる組織、鍛《きた》えたり強化したりできる組織はほとんどありません。

薄毛に悩んでいる人が髪の毛を増やそうとがんばったとしても、思いどおりにいくでしょうか？

虫歯になった人が、もともとの丈夫で健康な歯に戻したいと思っても、それは可能でしょうか？

もちろん答えは「ノー」です。

でも、筋肉に関してはその限りではありません。きちんとトレーニングを行えば、筋肉はつきます。それが、ほかの組織との大きな違いです。

「筋肉は裏切らない」

昨今、こんなキャッチフレーズをよく耳にしますが、言い得て妙と言いますか、確かにそのとおりだと思います。

筋トレには、見せるための筋肥大《きんひだい》を目的とした筋トレと、機能的な筋トレの2種類がありますが、健康長寿を念頭に置くのであれば、後者のほうが大事です。

本来、元気な人であれば日常生活を普通に送っているだけで充分な筋トレになり得ますが、なにかしらの影響により筋肉のバランスが悪くなってしまっている人はいますし、高齢の方などはどうしても年々筋肉自体が弱くなってきます。そんなみなさんが、日常生活をもっと楽しく豊かにするために、筋トレをすることは非常によいことだと思います。

重要なのは弱い部分、強化したい部分を意識し、そこを鍛えるためにトレーニングを行うということ。足腰を鍛えようと思っている人が、腕立て伏せをやったり、ダンベルを持ち上げたりしても意味がありません。その場合は、下肢《かし》に負荷のかかるトレーニングをこなすようにしてください。

9

筋トレは本当に体にいいですか？

筋トレというと、ジムでマシンを使うイメージを持たれるかもしれませんが、ご家庭でできる範囲、しかも道具を使わなくても充分に実践《じっせん》可能です。テレビを観ながら10分間やるだけでも全然違います。

その際、激しく体を動かさなくてもＯＫです。腹式呼吸や、体をかがめておへそをのぞき込み、お腹に少し力を入れる程度の運動をするだけでも、立派な腹筋のトレーニングになります。それなら、高齢の方でもできるでしょう。

腹筋は、日常生活で鍛えづらい筋肉のひとつであり、加齢とともに衰《おとろ》えやすい部位でもあるので、とりわけ中高年のみなさんにはおすすめしたいです。腹筋が衰えると骨盤の位置が変わってきて、それにより腰痛が出たり、股関節《こかんせつ》が詰まったりします。股関節が詰まると、それをかばおうとして膝《ひざ》や足首に連鎖《れんさ》的に痛みが走ることもあります。腹筋の強化は、健康的な体をつくることに直結するのです。

10

Q

水泳をすれば首の痛みが治ると言われましたが、本当でしょうか？

水泳をすれば肩こりも治ります。

教えてくれた人

齋田良知 先生

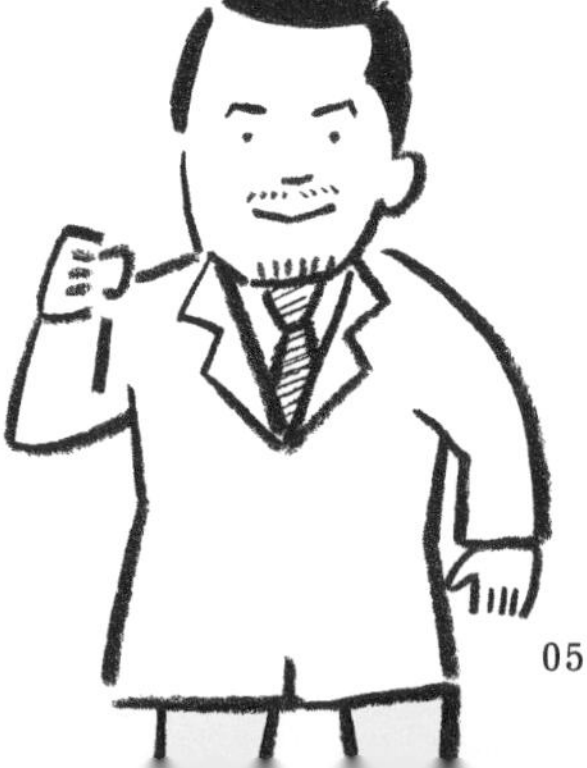

10

水泳をすれば首の痛みが治ると言われましたが、本当でしょうか？

水泳は、どんな泳法でも足をダイナミックに動かすものですが、同時に腕を回したり曲げ伸ばししたりすることで、思いのほか肩も大きく動かします。この動作が肩甲骨《けんこうこつ》の動きを良好にして、つながっている首回りの筋肉をほぐす役割を果たしてくれるのです。当然、首の痛みや肩こりはやわらぎ、姿勢がよくなり、ストレスも軽減されます。

水泳のメリットはそれだけではありません。荷重《かじゅう》がかかる陸上とは違い、水中は関節に負荷をかけずにトレーニングできますので、**とくに足、足首、膝《ひざ》、股関節《こかんせつ》の悪い人に向く**と言えるでしょう。

水中は宇宙空間のように無重力ではありませんので、体に適度に負荷をかけることができます。よって、仮に水泳でなくても、プールのなかで歩くなどのエクササイズは効果的です。足首や膝が悪くウォーキングやジョギングを積極的に行えない方は、ぜひプールに足を運んでみてください。

11

Q

ぶら下がり健康法は、
本当に効果がありますか？

伸ばしづらいところを伸ばすと長生きできます。

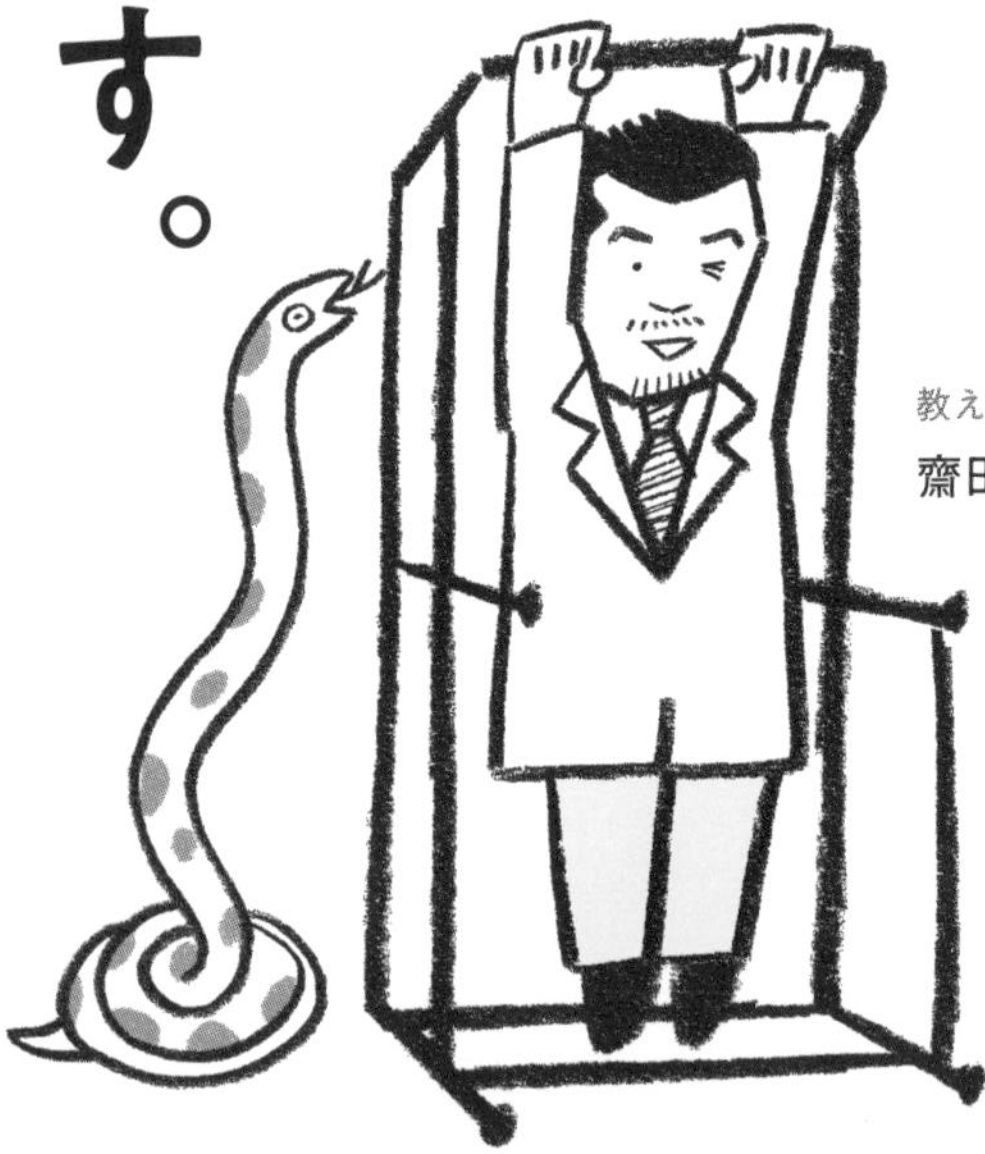

教えてくれた人
齋田良知 先生

11

ぶら下がり健康法は、本当に効果がありますか？

昭和の後期に大ヒットしたぶら下がり健康器を見る機会はどんと少なくなりましたが、「ぶら下がり健康法」自体はブームに関係なく、ちゃんとした効果が認められます。健康というと幅広い解釈が可能ですので、**おもに肩こりと腰痛に効く**ととらえるといいでしょう。

肩こりや腰痛の解消法のひとつに体を伸ばすことが挙げられますが、自分で体を伸ばそうと思っても限界があるため、その範囲をおのずとどこかでセーブすることになってしまいます。そんななか、なにかにぶら下がれば、自分の意思では伸ばしづらい箇所や日ごろ伸ばしていない箇所を伸ばすことができるのです。

ひどい肩こりはストレスを生み、それが積み重なるとうつ病へとつながり、最悪は自殺に至ってしまう可能性は否定できません。健康で長く生きるためにも、体の不調はできる限り取り除くように努めましょう。肩こりに悩む前に、予防対策として、ぶら下がり健康法などのストレッチに取り組むことが大切です。

12

Q 食後すぐに運動するのは体によくないですか？

運動は食後1時間たってからにしましょう。

教えてくれた人
齋田良知 先生

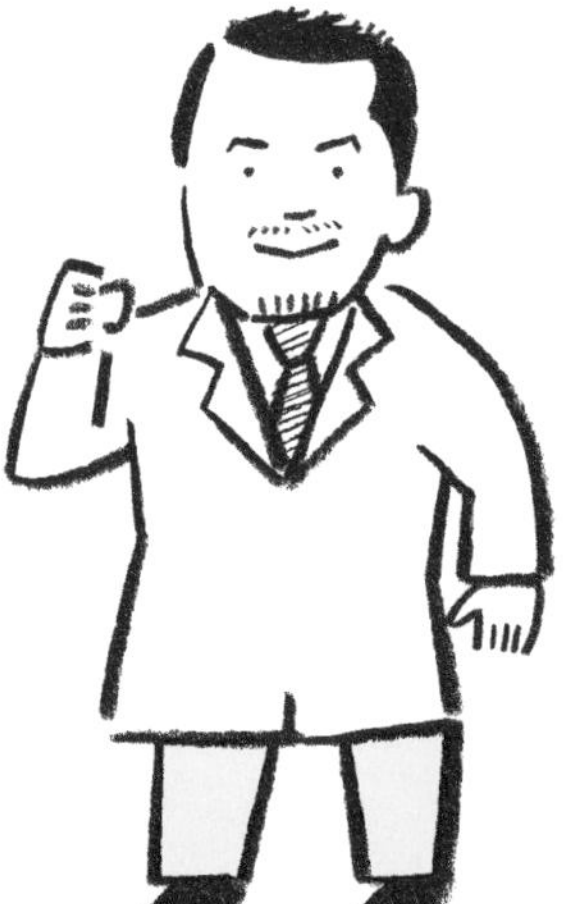

12

食後すぐに運動するのは体によくないですか？

これを言っては元も子もないかもしれませんが、食後から運動を開始するまでの適切な時間は、食べたものの消化のよし悪しによって変わってきます。明確な答えを出すことはできません。

ただし、これだけは間違いなく言えます。

それは、食事の直後はよくないということです。

胃のなかにある食べものが充分に消化されずに腹痛を起こすこともあり、運動どころではなくなってしまう可能性があります。よって、食後から1時間程度あけるのが無難というか、ひとつの目安になるかもしれません。

もちろん、食べたものの内容や運動の強度によって微調整は可能です。消化のいいバナナやゼリーなどであれば30分もあれば充分でしょうし、ジョギングではなく**ウォーキングであれば、通常の食事であっても、1時間を待たずにスタートしても問題ありません。**

13

Q

正しいウォーキング法を教えてください。

アスファルトは危険。

歩く場合はやわらかい場所で。歩きすぎに気をつけましょう。

教えてくれた人
齋田良知 先生

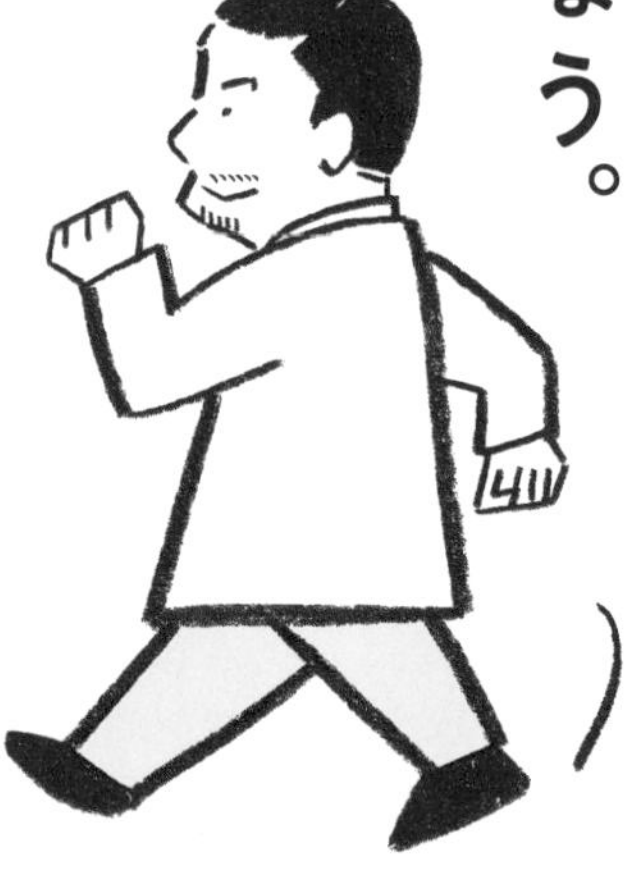

13

正しいウォーキング法を教えてください。

健康長寿のためにウォーキングを行うことは心から推奨《すいしょう》できます。でも、多すぎればいいわけではなく、かといって少なすぎてもいけません。まずは適量というものを認識する必要があります。

「今日は○○分歩こう」とか「○○歩以上歩くまでは家に帰らない」とか、それが**適切かどうかわからない目標をいきなり設定するのではなく、客観的に「自分を知ること」を最初に心がけてください。**

かつてはウォーキングといえば歩数のみを測れる歩数計に手伝ってもらうスタイルが主流でしたが、いまは便利な時代になり、歩数のみならず、距離、速度、心拍数、消費カロリーなどを測定できるスマホアプリや、スマートウォッチをはじめとするウェアラブル端末が大きく普及しました。

これらを活用することにより、「自分は1日平均、どのくらい動いているのか」

がわかります。そして、疲れたと感じたときの運動量、あまり疲れなかったと感じたときの運動量を把握《はあく》することができます。

何キロを何分のスピードで歩いたときに心拍数がいくつ上がった。

このくらい歩くと体重がだいたい何キロ（グラム）減る。

こういった、独自の傾向や特徴を客観的に見ていって、自分をしっかりモニタリングするのです。そうすることによって、「いまの自分にとってのベストのウォーキングの内容（歩数、時間、速度など）」が見えてきます。

運動しなきゃ、体を動かさなきゃという気持ちがはやっても、決して無理をしてはいけません。

「キツい」「ツラい」と思う一歩手前で抑えるようにしてください。**「次はもっとがんばりたいな」と思うくらいのところで止めておくのがおすすめ**です。

13

正しいウォーキング法を教えてください。

ウォーキングの際に履《は》く靴については、市販のウォーキングシューズやスニーカーでまったく問題ありませんが、できればクッション性に富んだものを選ぶようにしてください。

大事なのは自分の足にピッタリとフィットすること。豆ができたり、靴ずれができたりする場合は、使用を中止したほうがいいでしょう。

また、シューズがその人の歩き方のクセや足首の角度に合わずに、歩いていて膝《ひざ》や股関節《こかんせつ》に痛みが生じるケースもあります。その際はインソールを工夫すると改善されることもありますので、シューフィッターなどの専門家に相談するといいと思います。

もちろん、アスファルトなど硬《かた》い路面が膝や股関節の痛みに影響を及ぼすことも考えられますので、そういう方はできるだけ、土や芝生などやわらかい場所を歩くように努めてください。砂浜なら、言うことなしです。

14

Q

ストレッチやダイエット運動は、
お風呂を出る前と出たあと、
どちらが効果的ですか？

入浴中にやるのがベストです。

教えてくれた人

北原雅樹 先生

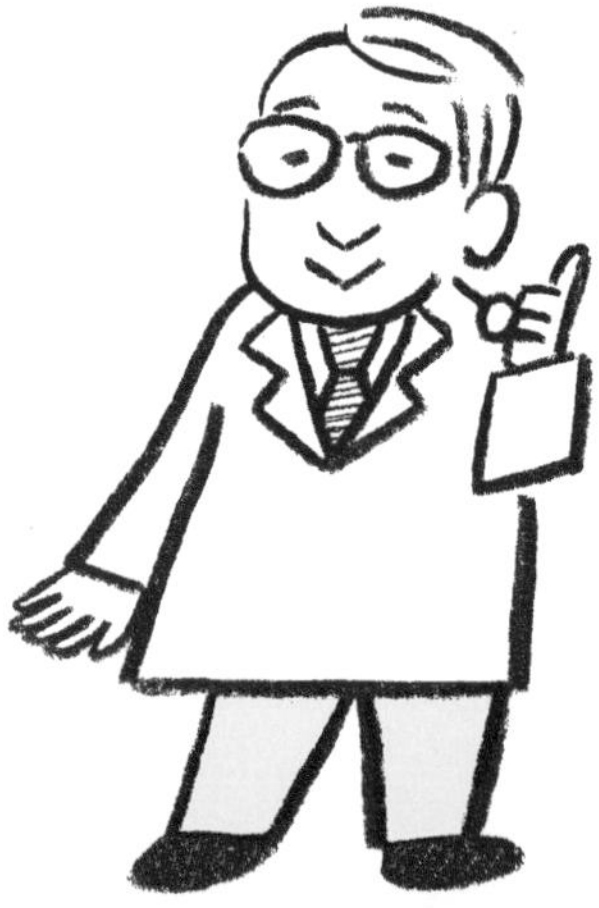

14

ストレッチやダイエット運動は、お風呂を出る前と出たあと、どちらが効果的ですか？

まずは入浴によってもたらされる効果や作用に目を向けてください。湯船に浸《つ》かることによって体が温まり、代謝が上がって発汗も促《うなが》されます。

代謝が上がるために入浴後の運動によるカロリー消費効果も上昇すると考えることはできますが、その一方で、**脱水状態で運動を行うと血栓《けっせん》症を引き起こす可能性があります。**そのリスクを無視するわけにはいかないでしょう。

加えて、運動によって交感神経系が刺激され、体が興奮状態になって入眠困難に陥《おちい》るケースも想定されます。よって、入浴後、とくに**就寝前に入浴する場合は、その後の運動を控えるべき**と結論づけられます。

また、運動直後に入浴すると、心血管系への負担が大きくなるので、体にはよくない行為とされています。つまり、入浴前の運動も推奨されないのです。

それに対し、**入浴中に軽いストレッチングを行うことは有効**と言われています。ベストと考えられるのは、前でもあとでもなく、その最中なのです。

15

Q 運動によって骨が強くなるというのは本当ですか？

骨密度を高め、頑丈な骨が維持できます。

教えてくれた人

前島裕子 先生

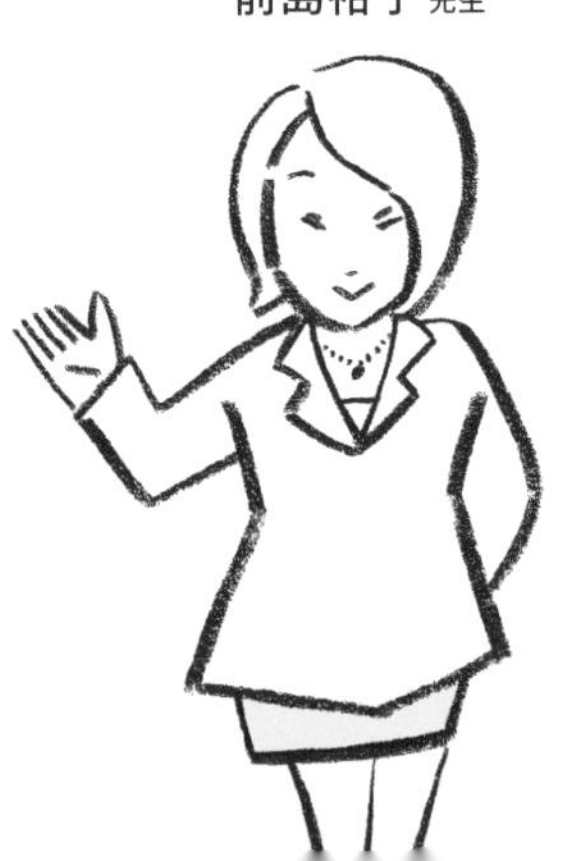

15

運動によって骨が強くなるというのは本当ですか？

運動と骨量の増加の関連性に関し、次のような興味深い研究結果が報告されています。

50歳から79歳の男性180人を対象に、18カ月間（1年半）のエクササイズプログラムを遂行してもらうグループと、エクササイズを行わないグループに分け、その効果を比較した研究によると、エクササイズなしのグループに比べてエクササイズありのグループのほうが、背骨の骨量の増加が認められたそうです。

さらに、**骨量だけでなく、背筋の量も増えていた**ことが明らかになりました。その理由として、筋肉の腱《けん》は骨と連結した構造を持っていますので、筋肉の収縮により骨に刺激が加わることで、骨密度が増加したとみなされています。

紹介したこちらの研究結果は背骨と背筋についてですが、毎日のウォーキングをはじめ、さまざまな部位の筋肉を運動で動かすことによって、骨密度を高め、頑丈な骨を維持できると考えられるでしょう。

16

Q 「適度な運動（ペーシング）」の目安とは？

過去1カ月の1・3倍が目安です。

教えてくれた人
齋田良知 先生

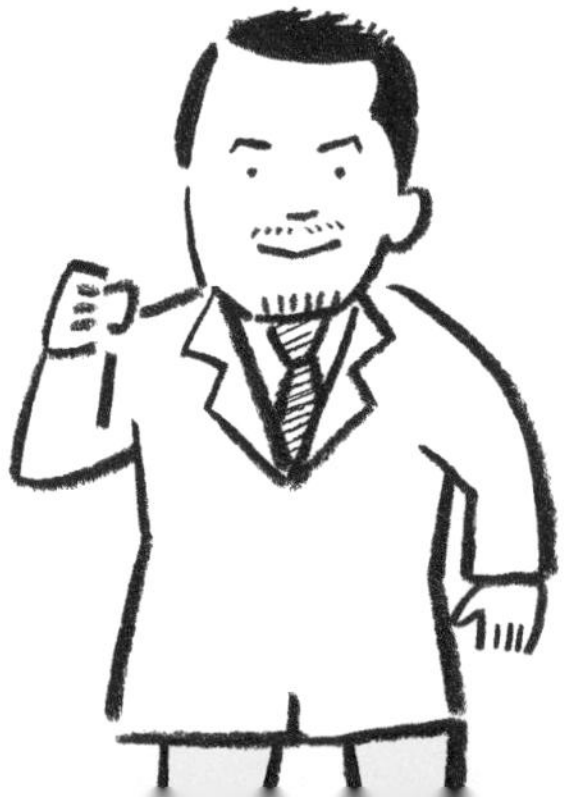

16

「適度な運動（ページング）」の目安とは？

自分をモニタリングして、ちょうどよく負荷がかかる運動量を把握し、無理なくコンスタントに運動を続けていく。これはとてもいいことですが、徐々に体が鍛《きた》えられていくと（慣れていくと）、物足りなくなる瞬間が訪れます。そして、運動量を増やしてもっとペースを上げていきたいという気持ちになったとします。

そのとき、絶対に無茶をしないようにしてください。スポーツ医療の世界には「最大1・3倍の法則」という概念《がいねん》があり、これは「過去1カ月に自分にかけた負荷に対して、その週自分にかける負荷を1・3倍までに抑えておくと、体を痛めることなく効果的なフィットネスにつなげられる」ことを意味します。

負荷が1・5倍以上になるとケガのリスクが上がると言われており、かえって逆効果になってしまうこともあります。長期間休んでいた場合は、本当に少ない負荷からはじめることが大事です。

自己満足運動が失敗（思わぬケガ）を招かないように注意してください。

17

Q

激しい運動は逆に体に毒と聞きました。どうなのでしょうか？

週7日運動すると死亡率が高まります。

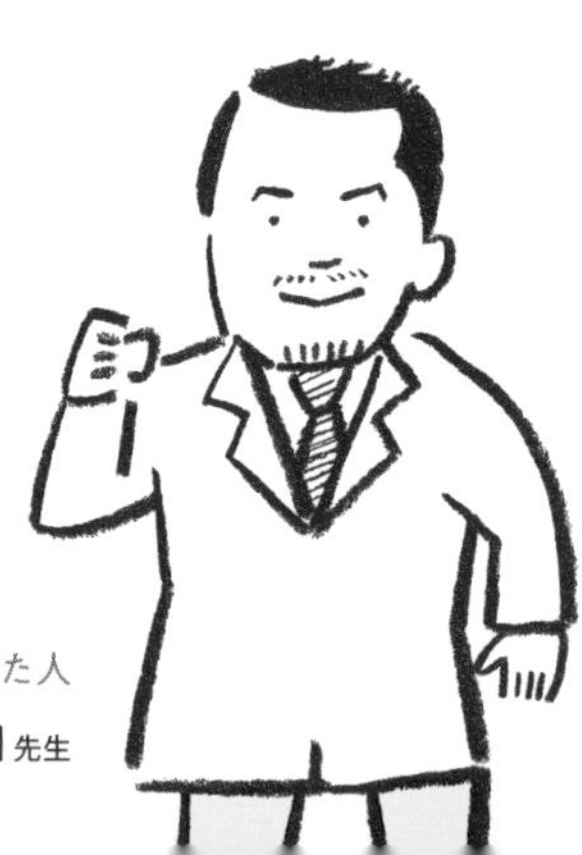

教えてくれた人

齋田良知 先生

17

激しい運動は逆に体に毒と聞きました。どうなのでしょうか？

運動習慣と心疾患《しっかん》による死亡率の因果《いんが》関係に関する大規模な調査結果をまとめたおもしろい論文があります。それによると、まったく運動をしない人の死亡率がいちばん高く、週に1回運動をすると死亡率がグンと下がり、2回、3回と多くなるに従い、さらに死亡率が下がっていくという結果が出たそうです。

しかし、週6日以上、すなわち**ほぼ毎日休まずに運動すると、1日おきに運動している人と比べて死亡率が上昇することが明らかになった**とのこと。

これは、人間には休みが必要だということを意味しています。休みなく毎日続ける運動は、疲れた体をリカバリーするチャンスを逃してしまうことになるのです。

トップアスリートでも週1日は必ずオフにしていますし、スポーツの強豪校の部活も、週1〜2日の休みを取り入れるのがスタンダードになりました。**疲労を回復できないと、免疫機能を落とし、寿命を縮めてしまう可能性があります。**なにごとも、ほどほどが大事なのです。

18

Q

体の柔軟性は健康寿命に関係ありますか？

体の柔軟性と寿命は関係ありません。

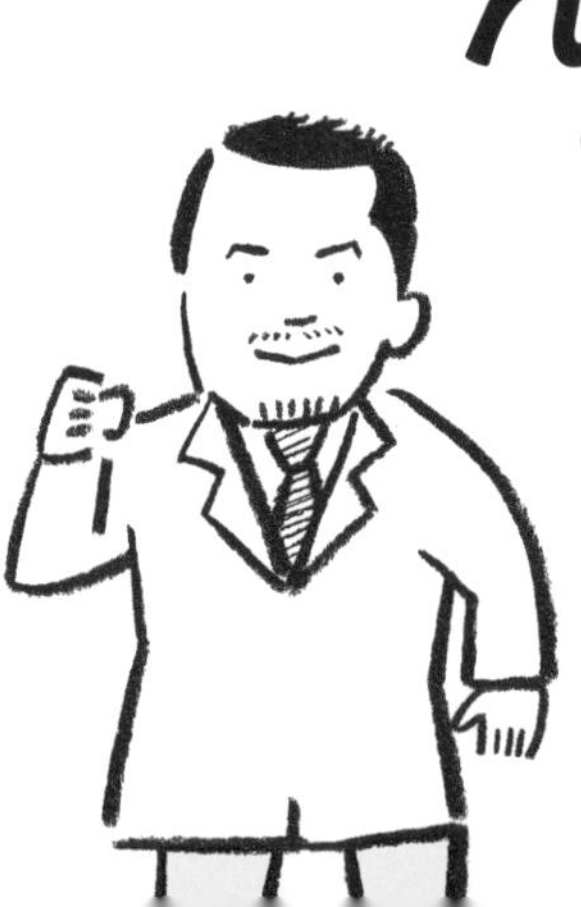

教えてくれた人

齋田良知 先生

18

体の柔軟性は健康寿命に関係ありますか？

体の硬《かた》い人、やわらかい人など、人間の体の性質には個人差があります。生まれつき柔軟性に富んだ人もいれば、トレーニングやストレッチによってやわらかい体を手に入れた人もいるでしょう。

逆に、柔軟体操と聞くだけで逃げ出したくなるような人もいるはずです。**筋肉や関節の硬さは遺伝子的にある程度決まっています**ので、柔軟性に関してはどうしても人によって差が出てしまいます。

では、前屈をして床に両方の手のひらがピッタリつく人が長生きして、床に指すら届かない人が早死にするということはあるでしょうか？

少なくとも、私はそんな話は聞いたことがありません。明確なエビデンスがないので100％ないとは断言できませんが、個人的には、体の柔軟性と健康寿命の関係性はないと思っています。

ただし、**体の可動性については別で、私は健康寿命に関係してくる可能性がある**と考えています。体の可動性という言葉はあまり聞き慣れないかもしれませんが、要は自分の体が本来動かせる範囲（可動域）の動きをスムーズに行えるかどうかということです。たとえば前屈したとき、普段余裕で床に指がつく人が今日はつかないという場合は、可動性が悪くなっていると考えられます。

可動性は、個々人によって変わってきますので、体が硬いかやわらかいかは関係ありません。重要なのは、マックスでどれくらい動かせるか、です。もちろん、体の硬い人の可動性が良好なこともあれば、体のやわらかい人の可動性が悪いこともあります。

可動性が悪くなるということは、体のどこかに不調をきたしていることを示すサインと考えてください。たとえば先ほどの前屈で床に指がつくはずの人がつかないケースは、腰や太ももの筋肉が硬くなっていたり、それ以上曲げると痛みを感じる状態になっていたりするということです。

そうなると、不調をきたしている部位をかばったり、別の部位に余計な負荷がかかったりして、ケガを誘発しやすくなります。最初は些細《ささい》なことであっても、どんどんしわ寄せがきて、体に悪影響を及ぼすことにつながるわけです。体の硬い人もやわらかい人も、自分の可動性を把握《はあく》しておき、**いつも動かせるはずの領域まで動かせなくなったら、体の不調を疑ってみるといい**でしょう。

可動性が悪くなっていると思ったら、無理に動かしたりせずに、通常の動きに戻るようにじっくりストレッチをしてあげてください。放っておくと、体がいつもと違う動作をして、余計な部位に負荷をかけ、筋肉を痛めかねません。

可動性を保つことがケガの予防につながり、ケガを少なくすることが、おのずと健康寿命を延ばすことになる。これを忘れないでください。

無理な運動は
体に毒です

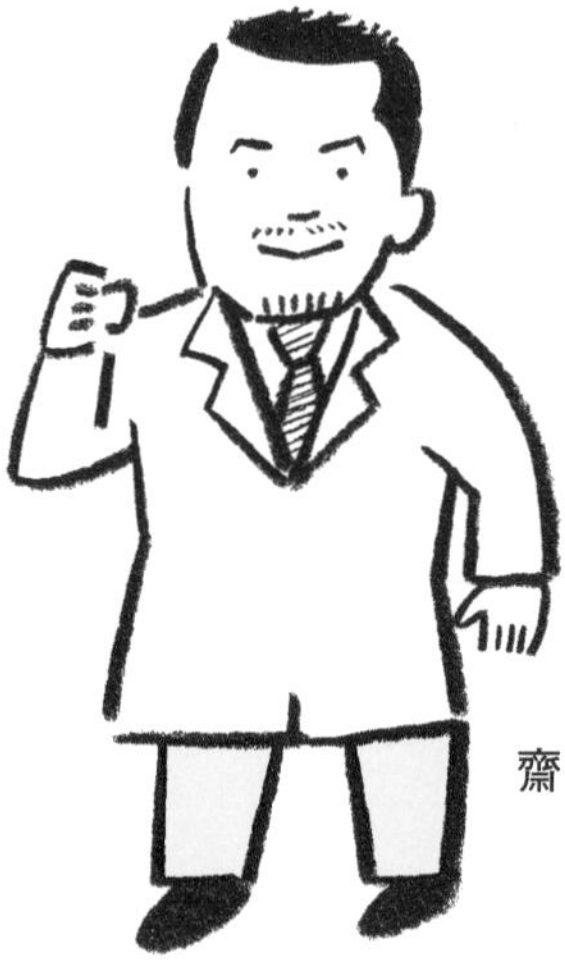

齋田良知 先生

第3章

長生きできる方法 睡眠編

睡眠は、規則正しければ正しいほど、
体に好影響を与えます。とくに起床時間を一定に
保つことは、脳の機能を保つためにも大切なこと。
ここでは良質の睡眠を得るためのヒントと、
正しい睡眠のとり方についてご紹介します。

19

Q 早寝、早起きは本当に体にいいですか？

毎日起きる時間だけ同じにする。これで長生きできます。

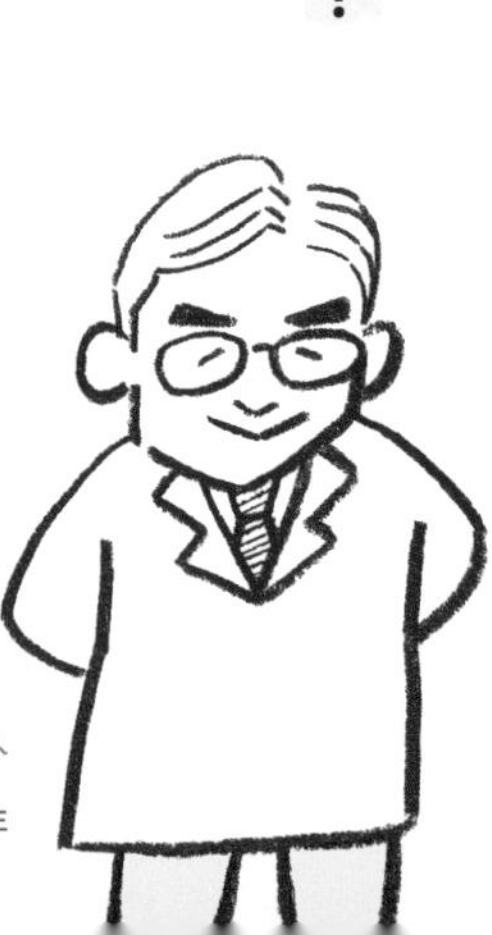

教えてくれた人
繁田雅弘先生

19

早寝、早起きは本当に体にいいですか？

みなさんは「規則正しい生活」にどういった印象を持つでしょうか。質問では早寝・早起きについて言及されていますが、**安定した生活リズムさえつくれるのであれば、仮に昼夜逆転していたとしてもなんら問題はありません。**

一方で、日ごとに就寝時間や起床時間が違ったり、睡眠時間の長さもバラバラだったり、毎日のリズムが変わったりすると体にかかる負荷も大きくなりますので、そちらのほうが健康面においては悪影響を及ぼします。

夜更かしするのであれば、徹底的に毎日夜更かししてください。夜の街でお仕事をされている人や夜勤中心の働き方をしている人が健康になれないかと言われれば、まったくもってそんなことはありません。

夜更かしというと聞こえは悪いかもしれませんが、習慣として確立されているか否かのほうが重要で、あくまでも自分の生活に合わせた一定のリズムをつくること、それが「規則正しい生活」だと認識してください。

とはいえ、なかなか寸分の狂いもなく毎日を過ごすのは大変かと思います。たとえば、昼型の生活リズムの人であっても、仕事の付き合いで2次会や3次会にまで顔を出さなければいけなかったり、そうでなくても見たいテレビ番組があったりするだけで、ついつい夜更かししてしまうこともあるでしょう。

そういった場合でも、次の日の起床時間だけは守るようにしてください。

これは睡眠衛生論としても提唱されていますが、**優先させるべきは就寝時間ではなく、強いて言うのであれば起床時間です。**

なにがあっても同じ時間にさえ起きてしまえば、おのずと夜は眠くなり、いつもどおりのリズムに戻れるはず。生活のリズムを崩さないことが、ひいては健康的に生きていくことにもつながりますので、起床時間を決めれば長生きできると言ってもいいかもしれないですね。

19

早寝、早起きは本当に体にいいですか？

また、脳を効率よく働かせるために、脳の休む時間と働く時間をしっかり決めてあげましょう。不定期に起こされて、「さあ、働け！」と急かされても、脳だって寝ぼけているので混乱してしまいます。

なかなか仕事に集中できず、いつもと比べて作業効率が悪くなっている。こういった事象は、脳が活動できる態勢を整えられていないことに起因します。

試しに1週間、同じ時間に同じ事務作業をするとして、起床時間を定めた場合とそうでない場合とで、効率のよし悪しを比較してみてください。どちらがよかったかと問われれば、答えは調べるまでもなく、差は歴然としているでしょう。

起床時間を一定に保つことは、脳の機能を保つことにも一役買っています。短期的には疲れが早く出るなどの苦労はありますが、長期的に考えるのであれば、やはり生活リズムを整えることのほうに重きを置くべきなのです。

20

Q 昼寝や仮眠をする人が長生きできるのは本当でしょうか？

15時までに15分昼寝をすれば長生きできます。

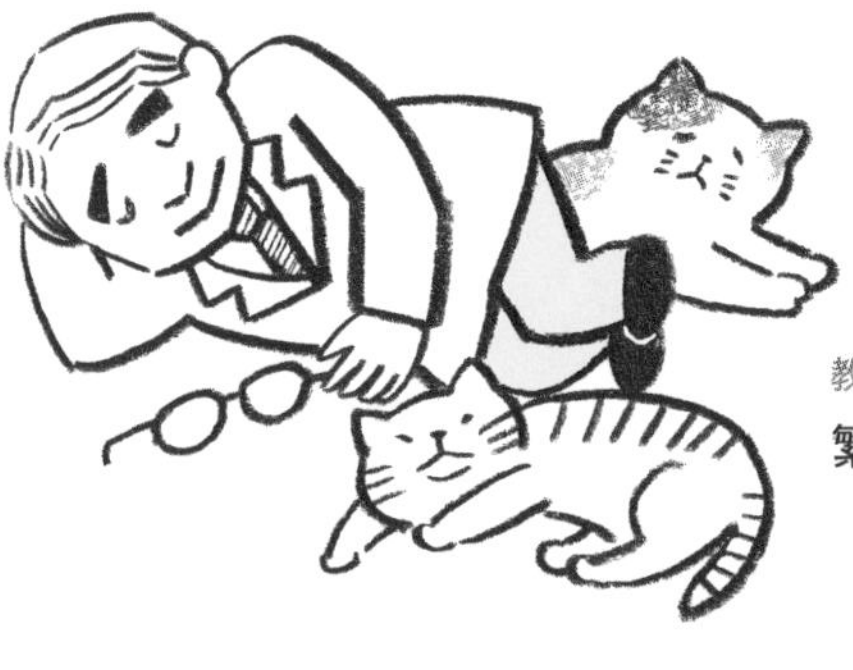

教えてくれた人
繁田雅弘先生

効率よく仮眠をとることで、夜の睡眠が深く安定したものになり、睡眠の質そのものを向上させる効果があります。

ただし、注意していただきたいのは、仮眠の長さやタイミングです。

日本睡眠学会でも提唱されているように、**仮眠の長さは15分から20分が理想的。** 1時間も2時間も寝てしまえば夜の寝つきは悪くなり、睡眠自体も浅いものになりますので、これではかえって逆効果になります。

同じ理由で**15時以降の仮眠もおすすめできません。** 仮眠をとることに注力するあまり夜の睡眠が疎《おろそ》かになってしまっては本末転倒です。昼寝や午睡といった言葉もあるように、それくらいの時間までに仮眠をとるよう心がけてください。

人間が生きていくうえで睡眠は欠かせないものです。質の悪い睡眠は生活習慣病のリスクを高めますので、健康長寿を目指すには、よりよい睡眠を求めなければいけません。まずは短時間の仮眠をとる習慣から身につけていきましょう。

21

Q

寝つきが悪いときに
やるといいことを教えてください。

寝つきが悪いときは、腹式呼吸をしてみましょう。

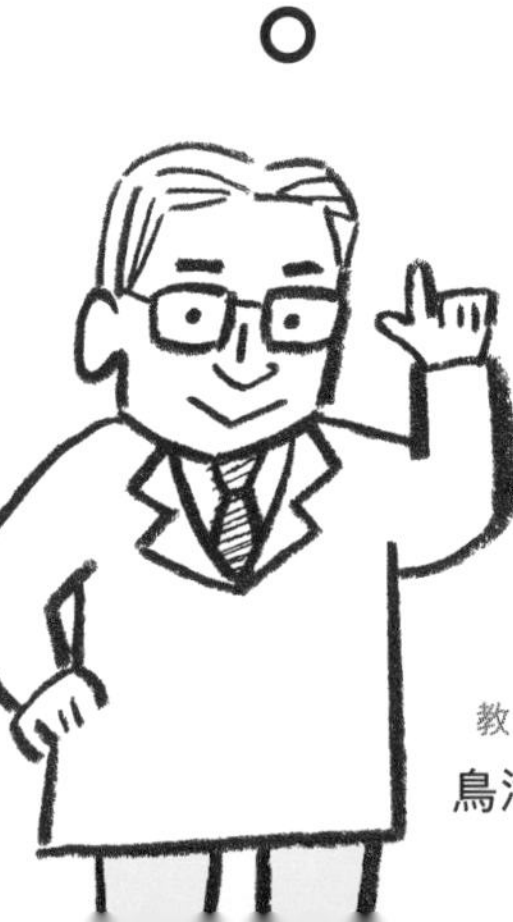

教えてくれた人
鳥海弥寿雄 先生

21

寝つきが悪いときにやるといいことを教えてください。

人間は睡眠時、心拍、呼吸、腸の動きなどを司《つかさど》っている副交感神経が優位な状態になります。これは裏を返すと、寝る直前に意図的に副交感神経を優位にしてあげれば、眠りやすくなるということ。心身ともにリラックスした状態になると、おのずとウトウトしてくるのは想像ができるでしょう。

そこでもっともおすすめしたいのが、腹式呼吸です。お腹のなかの圧を高め、自分の手足のほうに神経を集中させながら、ゆっくり呼吸します。そして、これを15～20回ほど行うと、手足の先が徐々に温かくなってきます。**腹式呼吸は、体をリラックスさせ、副交感神経が優位な状態に導いてくれる**のです。

逆に、寝る前にやってはいけないのが、体を興奮状態にして、交感神経のほうを優位にしてしまうこと。テレビを見たり、ゲームやスマホいじりをしたりすると、脳が覚醒《かくせい》してなかなか寝られなくなってしまうので絶対にやめてください。日中に行うのは歓迎と言える適度な運動も、寝る直前だけは控えましょう。

22

Q 睡眠時の正しい体勢を教えてください。

背骨のカーブを保った状態で仰向けに寝るのがベスト。

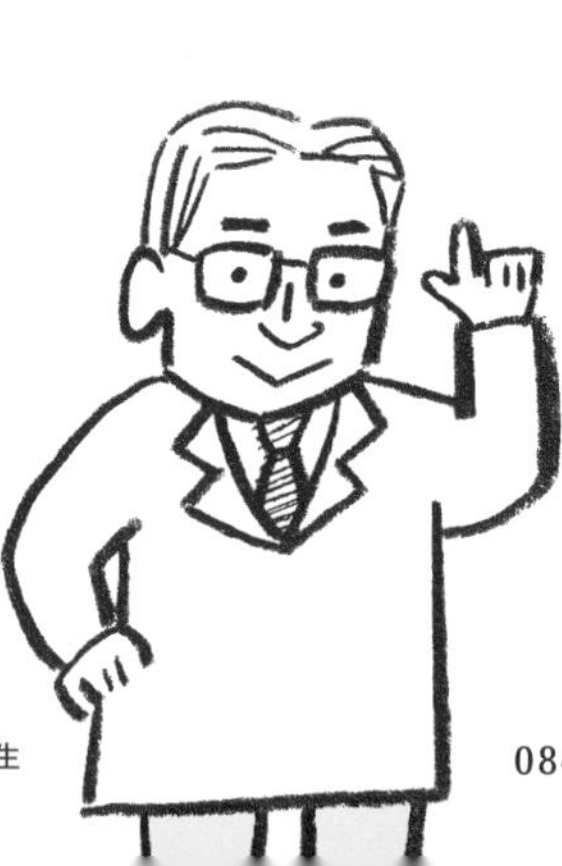

教えてくれた人
鳥海弥寿雄 先生

22

睡眠時の正しい体勢を教えてください。

人間がいわゆる「気をつけ」の姿勢で立っているとき、背骨がカーブして、それに上から圧力がかかっている状態になっています。これがすなわち正しい体勢、体に負担をかけにくい体勢です。

寝るときはそれを横にするイメージでいいでしょう。背骨のカーブを保った状態で仰向けに寝るのが、理想的なスタイルだと思います。いざ眠ってしまうとその体勢をキープするのは難しい（意図的にコントロールできない）ので、**入眠時だけでも意識することが大切**です。立っているときには必要ない枕が登場しますので、頚椎《けいつい》が変な角度にならないように気をつけてください。

ただし、腰の悪い人やいびきのひどい人はその限りではありません。腰に負担をかけないように、あるいは舌根沈下《ぜっこんちんか》（仰向けに寝ることで舌が喉《のど》の奥に落ちて気道を塞いでしまう現象）を避けるために、横向きに寝ることが推奨《すいしょう》されています。**横向き睡眠を促《うなが》すには、抱き枕を使うと効果的**です。

23

Q 就寝時間、起床時間の乱れは慢性痛に影響しますか?

影響します。

寝る場所は「神聖な場」。ムダなものは持ち込まない。寝酒も最悪です。

教えてくれた人
北原雅樹 先生

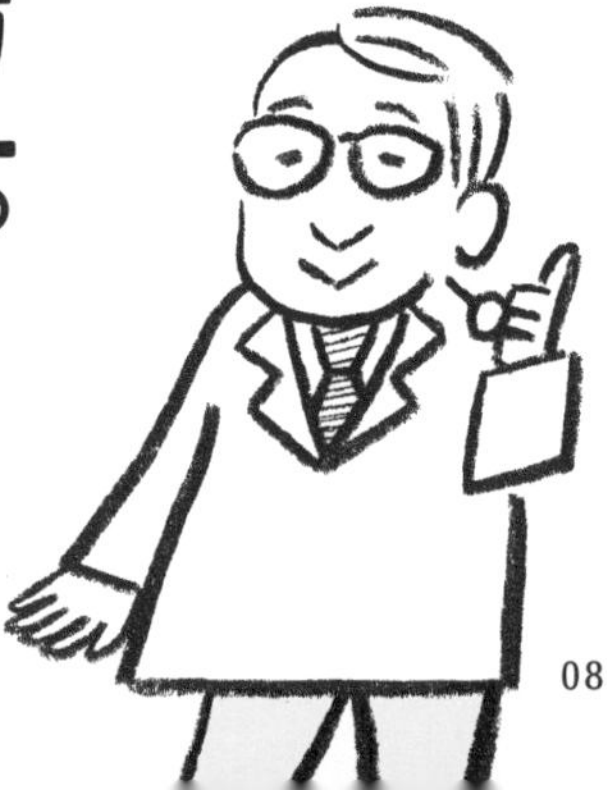

23

就寝時間、起床時間の乱れは慢性痛に影響しますか？

睡眠は日常生活習慣ですので、規則正しければ正しいほど、体に好影響を与えてくれます。適度な運動をすることと、就寝時間・起床時間を一定にすることによって、健康増進が図れることは言うまでもありません。午前中に起きて規則正しい生活を実践《じっせん》するだけで、痛みが楽になった、という研究報告もあります。

人間にはサーカディアンリズム（24時間周期の生体リズム、いわゆる体内時計）があるので、**同じ時間に起きて同じ時間に寝るというのはものすごく重要**です。これが乱れると、体のあらゆる場所に不調をきたしますし、当然のように慢性痛の発生や悪化につながります。

寝る場所では寝る以外のことをしないのが、いいリズムをキープできるコツで、ベッドに寝っ転がってテレビを観たり、布団に入ってから本を読んだりするのはおすすめできません。安眠を妨《さまた》げる〝就寝前スマホ〟は問題外。**入眠に至るまでの一連の行動を儀式化してしまうのが理想的**です。

ちなみに私は、寝る前にいくつかの決め事を行うことによって、規則正しい睡眠習慣を身につけることができています。

お風呂からあがり、歯を磨き、薬を飲み、目薬をさし、寝室に入ってエアコンの温度を調整し、耳栓をし、部屋の電気を消し、布団に入って目隠しをする。

これを習慣づけ、儀式化することによって眠りやすい状態をつくっています。

もちろん、起床時間も一定です。慢性痛予防には効果的ですので、ぜひ参考になさってください。

気をつけたいのは、眠りやすくするために薬やお酒に頼ること。どうしても、というときに一時的に睡眠薬を飲むのはやむを得ませんが、継続的に服用することは絶対に推奨《すいしょう》できません。とくに怖いのが、日本で多く処方される風潮にあるベンゾジアゼピン系の睡眠薬です。これは基本的に肝臓《かん》や腎臓《じん》や心臓に大きな影

23

就寝時間、起床時間の乱れは慢性痛に影響しますか？

響がないため一見使いやすい薬に思えるのですが、**長期的に使っていると脳に悪影響を及ぼす恐れがありますので、飲まないに越したことはありません。**睡眠薬はベンゾジアゼピン系だけではありませんので、できるだけ体に負担をかけない、質のいいものを処方してもらうようにしてください。

また、寝酒もマイナス要素のかたまりです。いざ寝たと思っても、アルコールを代謝する際に発生するアルデヒド系の物質が脳を覚醒《かくせい》させるので、目を覚ましやすくなります。脱水で喉が渇き、さらには尿意ももよおします。すべては睡眠の邪魔をするもの。**寝酒はなにひとついいことがない**と認識しましょう。

これらを徹底すれば必ず体調はよくなるはずで、私の患者さんにも、お酒とタバコ、睡眠薬を飲むのをやめ、規則正しい生活を送るようにしたら、半年間で体重が10キロ減り、慢性の腰痛が治まった人がいます。このように、**生活習慣を見直すことによって、慢性痛に別れを告げることは可能になる**のです。

毎日同じ時間に
起きるように
しましょう

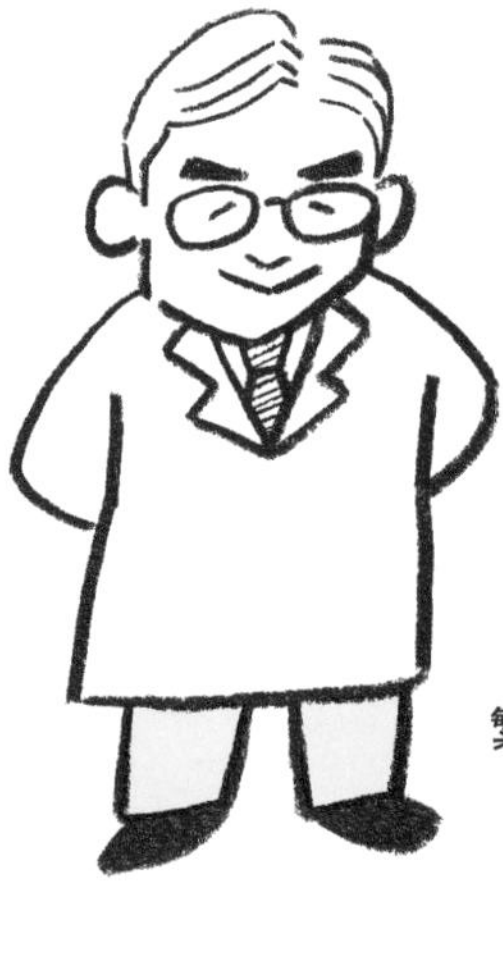

繁田雅弘 先生

第4章

長生きできる方法 生活習慣編

健康的に長生きするには、生活習慣の見直しが
とても大切。そこでここでは「長生きによい」
生活習慣について改めてご紹介しました。
苦痛に思うことを続けることはマイナス、
楽しいことを優先して日々を過ごしてみましょう。

24

Q

毎日脳トレのためにクロスワードパズルを
やっていますが、苦痛です。
それでもやったほうがいいですか？

認知機能改善に
脳トレは効果なし。

楽しくなければすぐにやめましょう。

教えてくれた人

下村健寿 先生　　繁田雅弘 先生

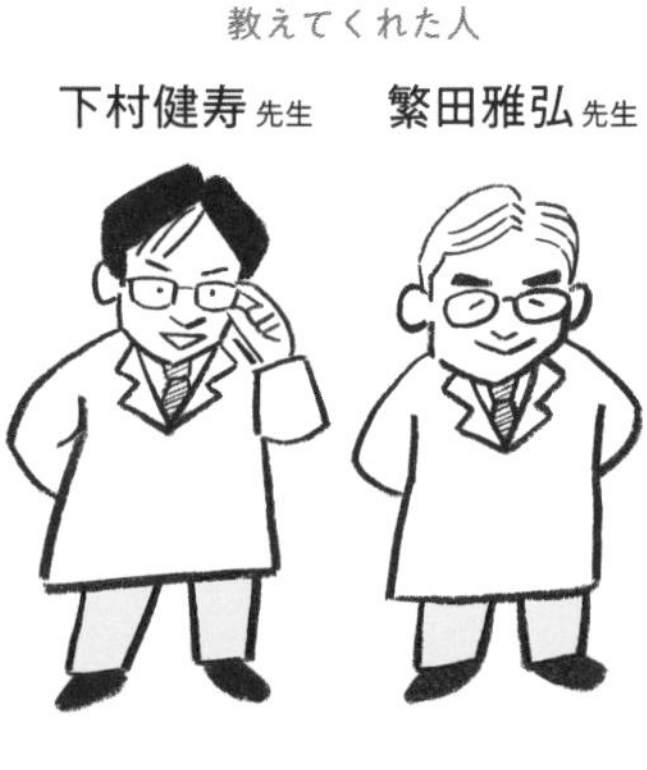

24

毎日脳トレのためにクロスワードパズルをやっていますが、苦痛です。それでもやったほうがいいですか？

いわゆる「認知症予防」「ボケ防止」を目的に、パズルをはじめとする脳トレを行う高齢者は多いですが、残念ながら認知機能の改善効果がないことがすでに報告されています。

2010年に、1万1430人を対象に行われた調査の結果、**「脳トレのゲームとしてのスコアそのものは上がるものの認知機能に効果はない」**との結論に至ったのです。ちなみにこのとき、被験者には脳トレを1回10分以上、週に最低3回という条件で6カ月間継続してもらいました。よって、苦痛に感じているということであれば、すぐにやめたほうがいいでしょう。

その一方、多くの科学者たちが「脳トレをして楽しければ、それはそれでいい効果が期待できるのではないか」という意見も口にしています。ですので、楽しいと感じている方には、決してマイナスにはなりません。プラスの効果があるかもしれませんので、ぜひそのまま続けてください。（下村健寿）

認知症の専門医の立場からお答えします。

苦痛に感じるならただちにやめるべきです。**無理に続けても、認知症予防のプラスになるようなことはひとつもなく、単なる無駄な努力**になってしまいます。ほかにやりたいことがあるのなら、そちらを優先してください。

家族、おもにお子さんが高齢のご両親に脳トレをすすめたり、なかば強制的にやらせたりという話を聞きますが、そんなものは大きなお世話です。もしお心当たりのある方がいたら、親のためを思ってやっているつもりのことが、かえって親を苦しめたり、傷つけたりしていることを自覚しましょう。

私の患者さんにもこういう人がいました。やりたくもないのに、小学生向けのドリルを日々もくもくとこなしていると。

「どうしてそんなものをやっているんですか？　くだらないと思いませんか？」

私が尋ねると、こんな答えが返ってきました。

24

毎日脳トレのためにクロスワードパズルをやっていますが、苦痛です。それでもやったほうがいいですか？

「これをやっていると娘が喜ぶんです。私にはこれくらいしかできないから、やるしかない。これが娘を喜ばせる唯一の方法なんですよ」

この娘さんの罪は重いです。自分が年をとったときに、子供や孫の前で小学生向けのドリルをやらされることを想像すれば、それがいかに屈辱《くつじょく》的であるかをすぐに理解できると思います。

仮に脳トレを親にやらせるとしたら、自分や子供（孫）と一緒に、楽しみながら取り組むようにしてください。**認知症の予防には、家族と同じ時間を過ごし、コミュニケーションを図ることが効果的**です。絶対に、親を試すようなことをして、孤独な気持ちを味わわせてはいけません。

ただし、自らが楽しい、好きだと思えることであれば、積極的にやってください。脳トレに限らず、ゴルフや釣り、料理など、趣味に関してもまったく同じ。前向きになれることに没頭するのはおおいに歓迎です。（繁田雅弘）

25

Q
料理の手際が悪くなったり、人の名前をなかなか思い出せなくなったりするのは、認知症のはじまりでしょうか？

自信を失うことで認知症のような症状になることがあります。

教えてくれた人
繁田雅弘 先生

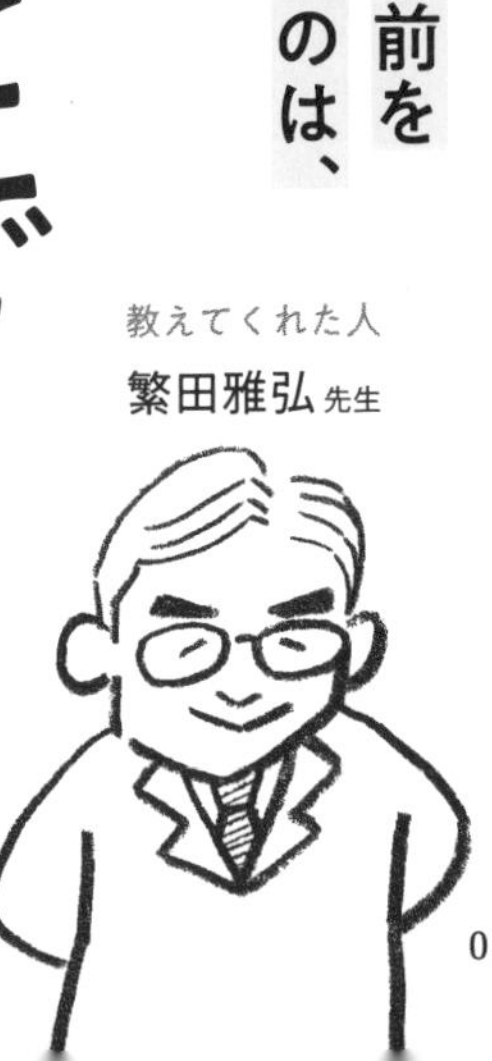

25

料理の手際が悪くなったり、人の名前をなかなか思い出せなくなったりするのは、認知症のはじまりでしょうか？

認知症のなかには遂行《すいこう》機能障害というものがあり、料理の手際が悪くなることもそのひとつと言えるでしょう。初期症状としては「いつもあるはずの添えものが足りない」といった、ちょっとしたメニューの変化に現れます。ただし、そういった行動が見られても、一概に認知症を疑う必要はありません。

人間の行動にはメンタルのよし悪しが伴《ともな》いますので、うつ状態にある人、体に病気を抱えている人などは、些細《ささい》な失敗でも自暴自棄《じぼうじき》に陥《おちい》りがち。なにかしらの事情で**自信を失っている状態にあると、認知症でなくても、認知症のような症状に見られる場合が少なくない**からです。

人の名前をなかなか思い出せなくなることについても同様で、もちろん認知症の可能性は捨てきれませんが、ストレスやうつ、体の病気などが原因ということも充分に考えられます。

また、年をとるにつれて物忘れが多くなることは、ごくごく自然な流れ。

たとえば70歳を超えたあたりから、以前のように料理がつくれなくなったり、人の名前が思い出せなくなったりすると、「私は認知症になったのだろうか？」と不安になりますが、それは加齢に伴う物忘れにすぎません。

ご家族の方たちにも注意していただきたいことは、**物忘れが多くなった身内の高齢者に対して、細々とした指摘をしてはいけない**ということです。

人間の行動とメンタルが密接な関係にあることは高齢者も同じ。事あるごとに注意されてしまうと、生きていく自信そのものを失い、いままで普通にできていたこともできなくなり、まるで認知症のような状態になってしまいます。

そもそも認知症ではないので、こういった状態に関しては生活を仕切り直すことで徐々に改善されていくでしょう。

高齢の方、とくにそれが自分の親ともなれば、認知症ではないかと懸念してし

25

料理の手際が悪くなったり、人の名前をなかなか思い出せなくなったりするのは、認知症のはじまりでしょうか？

まう気持ちはわからなくもありません。無頓着《むとんちゃく》すぎるよりは気を配るに越したこともありません。が、実際は認知症でない場合がほとんどだったりします。

繰り返しになりますが、やはり人間の行動の質を致命的なほどに下げてしまう原因は、自信を失うことにほかなりません。

認知症を患《わずら》っている人でさえも、自信さえ取り戻せば、2カ月、3カ月後には症状が緩和される傾向が見受けられます。決して認知症の診断自体が取り消されるわけではありませんが、それでも患者さんの元気な姿が見られることに意味を見出せるのではないでしょうか。

自分自身で気持ちを切り替えて前向きになれる人は問題ありませんが、自信をなくしている人が立ち直ることは容易ではありません。当たり前にできることすらやらなくなっている場合は、やはり周りからの励ましが必要不可欠です。

26

Q

要介護の父がデイサービスを嫌がります。人とのコミュニケーションが減ると認知症の進行も早まりますか？

コミュニケーションが減ったから認知症が進むということはありません。

教えてくれた人
繁田雅弘先生

26

要介護の父がデイサービスを嫌がります。人とのコミュニケーションが減ると認知症の進行も早まりますか？

医学的な観点から言うと、人とのコミュニケーションの有無が認知症の予防や進行の抑止に劇的な影響を与えるとは考えられません。もちろん、長いあいだ誰とも会わず、なにもしなければ、それまでできていたことができなくなるでしょうし、それを進行と言えば進行と言えるのかもしれませんが、病気そのものが急速に悪くなるわけではないとお考えください。

この質問における重要なポイントは、**認知症を抑えるためになにかをしなければならないと家族が追い込まれるのはよくない**ということであり、その結果、本人が追い込まれるのはもっとよくないということです。

まずは、行きたくないという本人の意思を汲《く》んであげるべき。そのうえで、デイサービスを利用することが本当に必要かどうか、家族間で意識を共有するようにしてください。なにより、好きではない人と一緒にいたら頭は働かず、ストレスになり、症状が悪くなる可能性があることを理解しなければなりません。

大前提として、デイサービスの活動に対して、家族がそもそも後ろ向きだったら、速やかにやめるべきです。おそらく本人もそう感じていることでしょう。サービスを利用する以上は、本人はもちろんのこと、家族もちゃんと楽しめていなければなりません。だから、**デイサービスに行くことありきで話を進めるのは違う**と思います。

それでも、利用しなければならない事情、どうしても行かせたい事情がある場合は、家族がメリットとデメリットを理解し、本人をしっかり説得してあげてください。行きたくないという気持ちを家族が汲み取ったうえでなお、行くことをすすめるのであれば、本人もきっと我慢してくれることでしょう。家族同士が寄り添うこと、そしてきちんと話し合うことがとても重要です。実際に、「俺が行けば家族も安心だしさ」と言ってデイサービスに行く人は多いですから。

26

要介護の父がデイサービスを嫌がります。人とのコミュニケーションが減ると認知症の進行も早まりますか？

家族間で意識共有ができていないと、気持ちや見解のすれ違いが生じるケースも出てきます。家にいるよりも外でコミュニケーションをとったほうが認知症予防によいと思って、家族が善意ですすめている場合もあるかもしれません。

また、なかには認知症を患《わずら》いながらも、「行きたくないって言ったら息子も困るから」と、自分のことを理解して、不平不満を言わずに黙って施設に行く人もいます。これらは、本人と家族が話し合うことによって、よりよい方向、お互いが望む方向に持っていくことが可能になるでしょう。

もちろん、**おしゃべりが好きな人や、人とコミュニケーションをとるのが嫌いではない人は、積極的にデイサービスを利用したほうがいいでしょう**し、たとえ嫌なイメージを持っていたとしても、1～2回試しに行ってみて、そこで判断を下してもいいと思います。なにごとも百聞は一見に如《し》かず。予想に反して、楽しいと感じられるかもしれないですからね。

27

Q
認知症になりやすい人の共通点、予兆のようなものはありますか？

まじめな人がなりやすいというのは間違い。頭を打った経験がある人や糖尿病患者は要注意です。

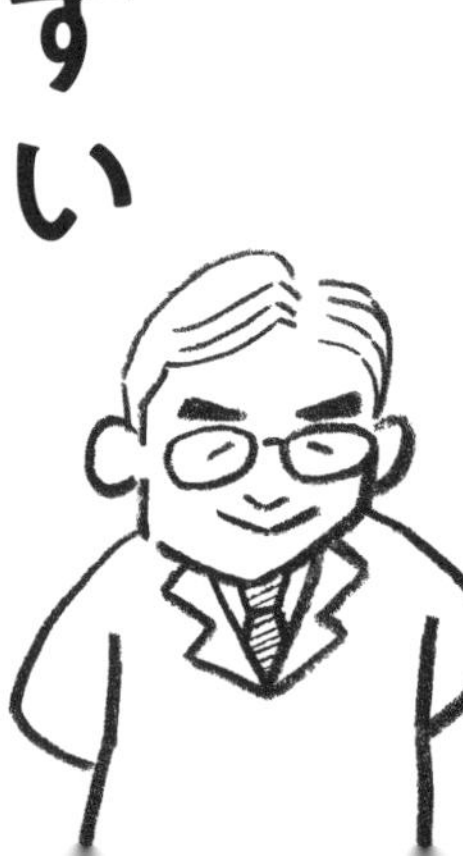

教えてくれた人
繁田雅弘 先生

27

認知症になりやすい人の共通点、予兆のようなものはありますか？

認知症になりやすい、というよりは、脳に変化が起こって認知症の入り口に入りかけたときに、人よりも症状が進みやすいと感じるのは、過去に事故などで頭を強く打った経験のある人です。

頭を強打したときの年齢は問いません。そのダメージが脳に蓄積《ちくせき》されていて、あとからひずみとなって顔をのぞかせるのです。そういう過去をお持ちの人は、注意しながら行動してください。中高年になって物忘れが多くなったら、疑いの目を向けるべきでしょう。

また、詳しいメカニズムはまだはっきりしていませんが、生活習慣病を抱えている人は認知症になりやすく、とくに**糖尿病を患《わずら》っている人は進行が早い**というデータが出ています。

慢性的な持病に加え、認知症のダブルパンチとなると、本人のみならず、家族をはじめとする周りの人たちが大変です。そうならないために若いうちから努力をすることが、長生きにつながることは言うまでもありません。認知症対策は、その兆候がいっさいないときからはじめても無駄にはならないのです。

一般的にまじめな人ほど認知症になりやすいと言われているようですが、その認識は誤っています。

まじめな性格でも、素直であれば問題ありません。危険なのは**頑固であったり、自信家であったりというパターン。そういうタイプの人は、症状に気づきにくい傾向**にあります。

なかでも「自分は絶対に認知症にならない」と思っている人は要注意です。自分では気づかないし、周りから指摘されても認めたがらない。結果、認知症に対するケアが後手後手に回り、いつの間にかだいぶ症状が悪化した状態になってしまう可能性があります。よって、頭を強打した経験のある人や糖尿病を患っている人よりも、認知症のリスクという観点では、この〝自分が認知症であることを認めない人〟がいちばんやっかいと言えるかもしれません。

一方、素直な性格の人は、自分の病や体の変調を正直に受け止められますし、周りの人たちからの指摘に対しても異を唱えたりはしません。のんびりとしたタイプの人でも、素直さがあれば大丈夫。結果的に認知症に早く気づくことができ、効果的な対策を立てていくことができます。たとえ物忘れが多くなってきたとしても、**早々の段階で気づけば、メモをとるといった習慣をつけることで衰《おとろ》えた部分をカバーし、生活の破綻《はたん》が起こりづらくなる**はずです。

それに加え、認知症に関する知識も豊富に持っているのがベスト。知識があれば、生活習慣の乱れを見直し、改善に努めることができると思います。もちろん、多少なりとも症状は軽くなっていくでしょう。

28

Q 日々、笑っているほうが長生きできますか？

よく笑う人は長生きできます。

教えてくれた人
下村健寿 先生

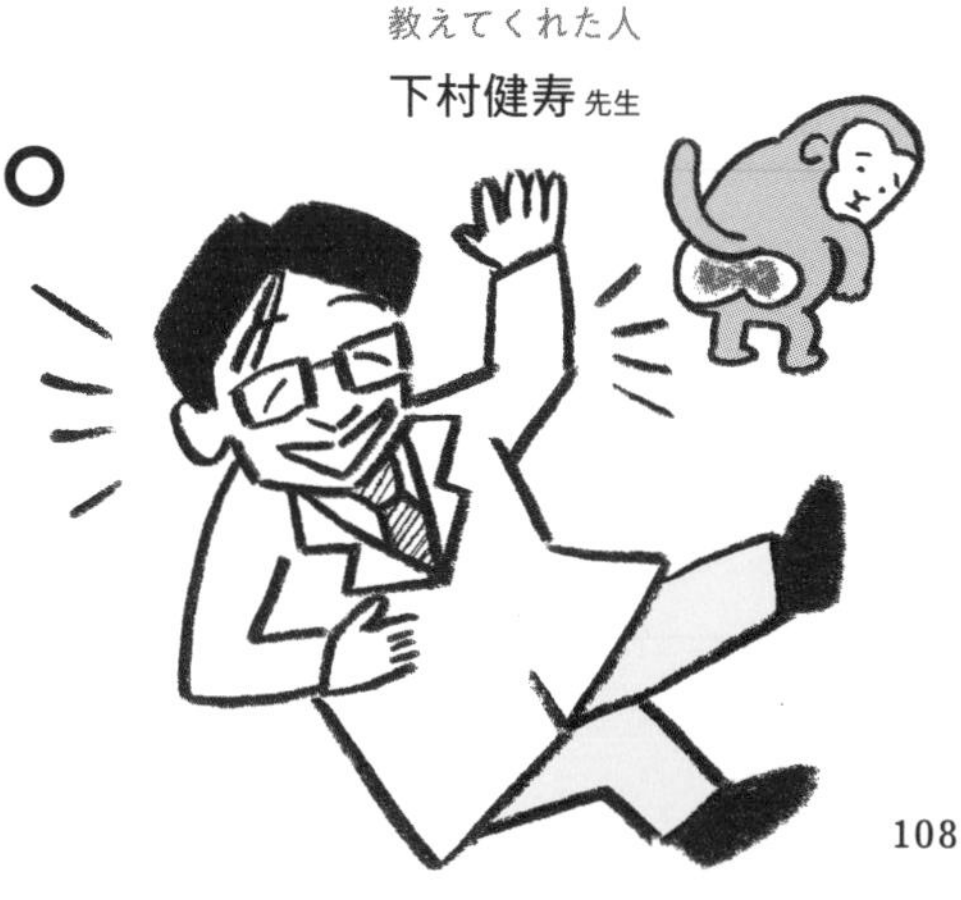

28

日々、笑っているほうが長生きできますか？

２０１６年に５万３５０６人を対象に実施《じっし》されたノルウェーの研究で、よく笑い、なおかつユーモアのセンスがある人のほうが長生きをする傾向にあることが明らかになりました。

しかもこれは、男性よりも女性のほうが顕著《けんちょ》とのことで、同じ研究報告によると、**男性の場合は加齢とともにユーモア度（明るさ）が低下する傾向にある**ようです。頑固な性格で、いつも不機嫌なオーラを出していたり、怒鳴り散らしたりしている方は注意が必要。周囲から指摘されたり、自覚症状があったりする場合は、できるだけ笑うことを意識してください。

さらに最近では、積極的に笑うことで健康を増進しようという「笑いヨガ」が注目を集めています。

笑う門には福来る――。このことわざのように、一度しかない人生、怒っているより笑っているほうがいいことは間違いありません。

29

Q タバコは本当に「百害あって一利なし」でしょうか？

ひとつとして健康につながる報告は見つかりません。

教えてくれた人
前島裕子 先生

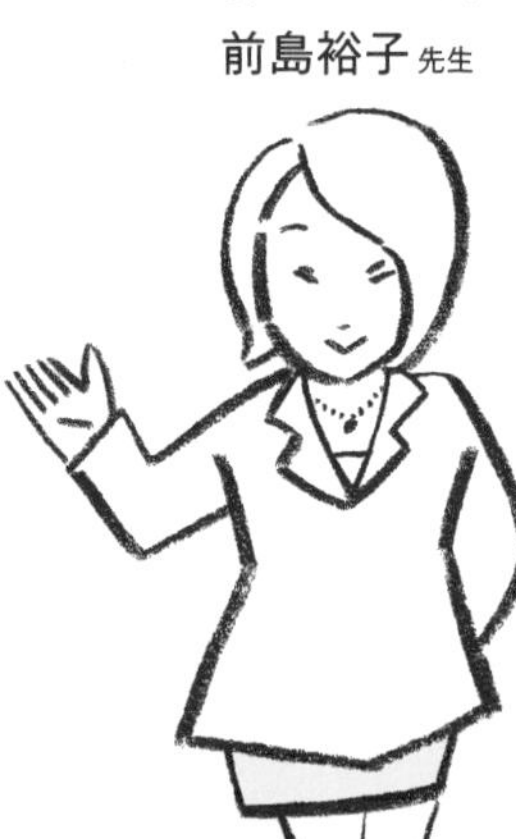

29
タバコは本当に「百害あって一利なし」でしょうか？

愛煙家の方には耳の痛い話かもしれませんが、タバコに関してはこの質問にあるとおり、百害あって一利なしです。

ひと昔前には、「今日も元気だ　たばこがうまい」という広告（のキャッチフレーズ）を街中で目にすることができました。そういう時代だったと言えばそれまでですが、いまとなっては言語道断。現在、どれだけ科学論文検索をしてみても、ひとつとして健康につながるという報告は見つかりません。

喫煙はCOVID-19（新型コロナウイルス）の感染、重症化リスクを上げるうえに、肺がん、口腔《こうくう》がん、胃がん等、がんの発症リスクファクターであることが認められており、タバコをやめたときの体と心の健康増進の報告も多いです。

さらに、自分が吸わなくても副流煙により他人の健康を損なう危険があります。やはり長生きを目指すならば、禁煙するに越したことはありません。

30

Q ペットを飼うと長生きするって本当ですか？

ペットを飼うと長生きできます。

とくに犬を飼うと寿命が延びます。

教えてくれた人
前島裕子 先生

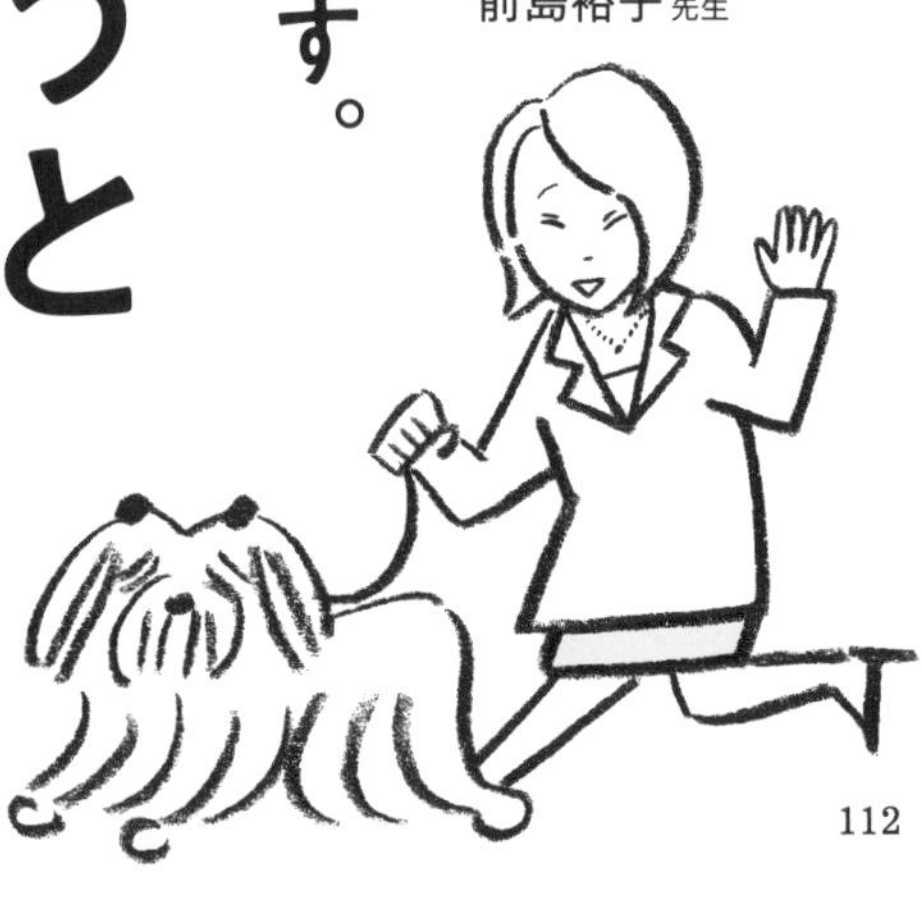

30

ペットを飼うと長生きするって本当ですか？

２０１７年に発表された、３４０万人のスウェーデン人を12年間追跡した研究によると、単身世帯の人たちと比較して、**犬を飼っている人は循環器疾患《じゅんかんきしっかん》のリスクが低い**という結果が出たそうです。加えて、犬を飼っていない人たちと比べて死亡率も低下することがわかりました。

また、心への影響について２０２０年に報告された２５８４人の日本の子供たち（10歳から12歳）を対象とした研究では、精神の健康を測るスコアが、犬を飼っていない子供たちと比較して高いことが判明しました。

さらに、**犬と見つめ合うことで、幸せホルモンと言われるオキシトシンの分泌が増えるという報告もあります**。オキシトシンは多くの研究により、心と体の健康によい効果をもたらしてくれることが明らかにされており、ペットと「散歩」するなどの身体的な健康増進作用と相まって、心と体の健康を促《うなが》し、長生きに結びついている可能性があると考えられます。

31

Q 半身浴は体にいいですか？

半身浴は体にいい。とくに心臓の悪い人におすすめです。

教えてくれた人
鳥海弥寿雄 先生

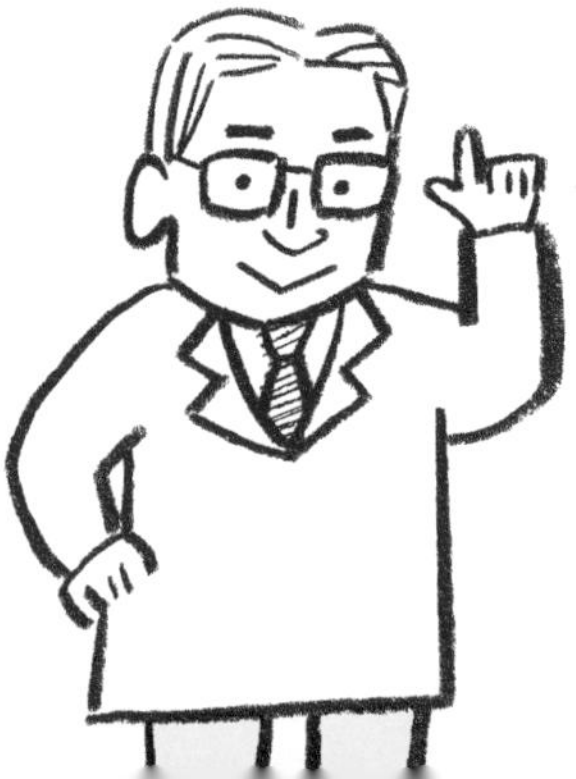

31

半身浴は体にいいですか？

半身浴はいいこと尽くめ。そう言っても過言ではないでしょう。体を温める時間はかかりますし、それによってもたらされる作用もスローですが、なにより体に大きな負担をかけないのが魅力的です。体力のない方、持病を抱えている方、高齢者なども安心して入浴できますから。

とくに心不全の症状のある人たちには打ってつけです。心臓をはじめとする循環器系《じゅんかんき》の悪い人のなかにはお風呂嫌いが多く、その理由を尋ねると「お風呂の水圧がとても負担に感じるから」だと言います。お風呂に入りたがらないのは、体が本能的に危険を察知しているからなのです。

でも、半身浴なら大丈夫。お風呂の水位は心臓より下に位置することになりますので、圧力を感じることはありません。40度くらいのぬるめのお湯にゆったり浸《つ》かってください。脱水症状にならないように、浴室に飲みものを持ち込んでもいいですし、音楽をかけてさらにリラックスするのもいいでしょう。

32

Q

温冷交代浴（サウナ⇕水風呂など）は本当に体にいいですか？

高齢者や血圧の高い方は温冷交代浴はやめましょう。

教えてくれた人

鳥海弥寿雄 先生

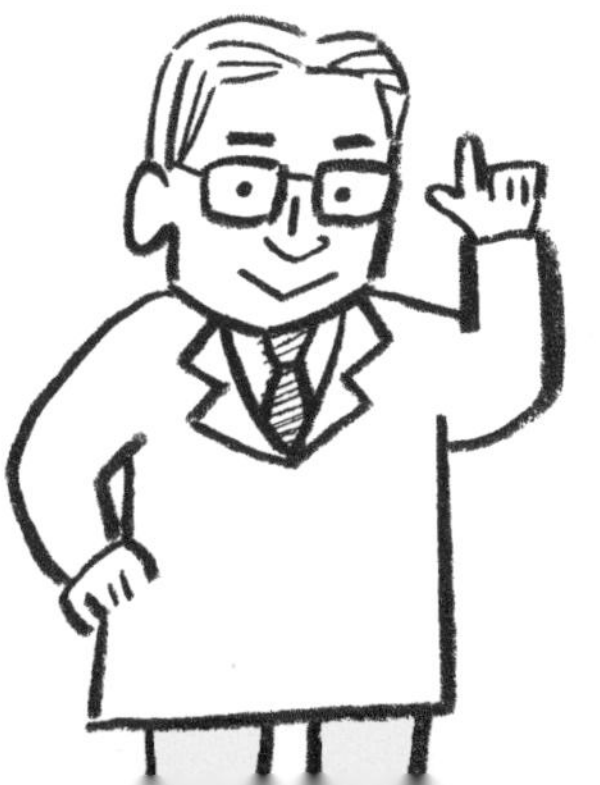

32

温冷交代浴（サウナ⇔水風呂など）は本当に体にいいですか？

世の中はサウナブームが訪れているのだそうで、水風呂と交互に入ることによって体に刺激を与え、恍惚《こうこつ》感が得られる「ととのう」状態を求める人がたくさんいらっしゃると聞きました。

サウナに入って体が温まると手足の先まで末梢《まっしょう》の血管が開き、その状態のまま水風呂に入ると一気に血管が閉まる。この収縮を繰り返すと血の巡りがよくなり、体の隅々まで血液が送り込まれるようになりますので、**温冷交代浴が体に与える健康効果は確かにあります**。

しかし、それに耐えられる体の持ち主であることが条件。若い方や体が健康そのものという方は問題ありませんが、高齢者や病弱な方、とりわけ血圧の高い方がこれをやると、かえって健康を損ねることにつながってしまいます。

循環器《じゅんかんき》系の働きを改善させるにはいいが、万人向けではない。これが私の結論です。不安のある方は、114ページで紹介した半身浴を試してみてください。

33

Q
温泉に入ることは体にいいと言われますが、長寿にも関係ありますか？

温泉に入ると長生きできます。

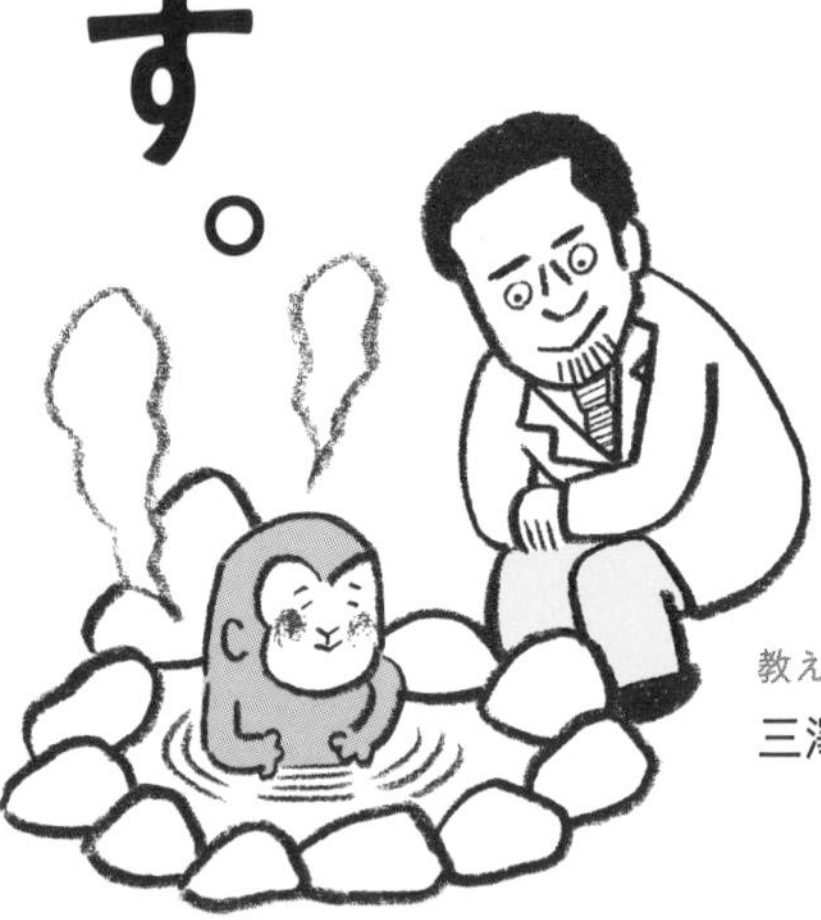

教えてくれた人
三澤健之 先生

33

温泉に入ることは体にいいと言われますが、長寿にも関係ありますか？

医学の世界には体全体や患部を温めることによって治療を促《うなが》す、温熱療法というものがあります。温泉はまさに、温熱療法のひとつです。ひと言で温泉と言っても異なるさまざまな成分で構成されており、どの成分がどれほど体に影響を及ぼすかは、正直なところわかりません。一度や二度、その温泉に浸《つ》かったからといって、効能書きにある症状がすべて劇的に改善されることはないでしょう。

しかし、温泉に入ると毛細血管が拡張し、明らかに血流がよくなりますので、体にとってプラスの効果があることは間違いありません。とくに、筋肉痛や打撲などの**筋骨格系のケガや病気、リウマチなどの膠原《こうげん》病や関節痛に対しては、大きな効果がある**と考えられます。消毒作用のある硫黄《いおう》系の温泉は、皮膚病などにいいでしょう。また、リラックス効果が得られ、ストレス解消にもなります。

できるだけ薬に頼らず、健康で長く生きることを目指すのであれば温泉は最適です。近場の日帰り温泉などをうまく活用してください。

34

Q 日に当たることは体にいいですか？

小麦色の肌が健康の象徴の時代は終わりました。

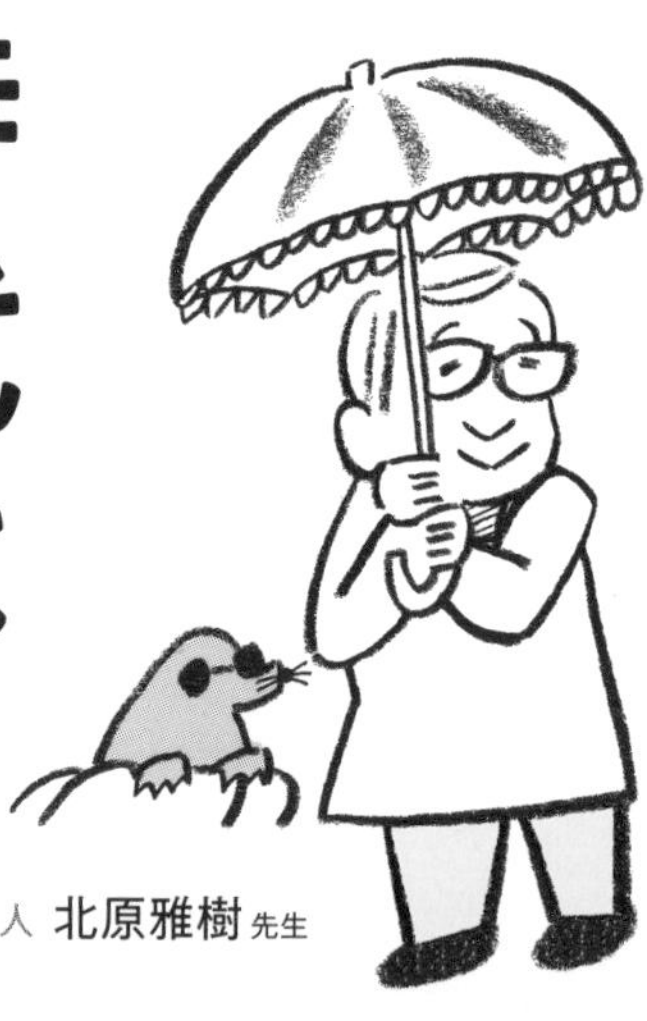

教えてくれた人 北原雅樹先生

34

日に当たることは体にいいですか？

日の光を浴びると、体内でビタミンDを合成してくれます。ビタミンDは、骨の成長や筋力強化に大きな働きをしますし、最近では、免疫向上、糖尿病予防、発がんの抑制にも一定の役割を持っていることがわかってきました。そんな側面を考えると、体にいいと言えなくはありません。

しかしその一方で、**紫外線による皮膚がん発症の可能性が増加**します。さらに、薬剤性を含む光線過敏症の人は要注意。皮膚が異常な反応を示し、関節炎や気管支炎などを招いてしまいます。日焼けはシミにもなりますので、トータルで見れば**日光浴はマイナス材料のほうが多い**と言えるのではないでしょうか。

かつて小麦色の肌が健康の象徴のようにとらえられていた時代もありましたが、そのイメージは捨てたほうがいいです。日ごろから栄養価の高い食事をとっていればあえて日の光を浴びる必要はありませんし、実際にほとんど日光に当たらない生活をしている私は、ビタミンDの錠剤《じょうざい》を飲むようにしています。

35

Q 中高年になってからの性交渉の頻度は寿命に影響を及ぼしますか？

性交渉の頻度は、寿命とは関係ありません。

教えてくれた人
頴川 晋 先生

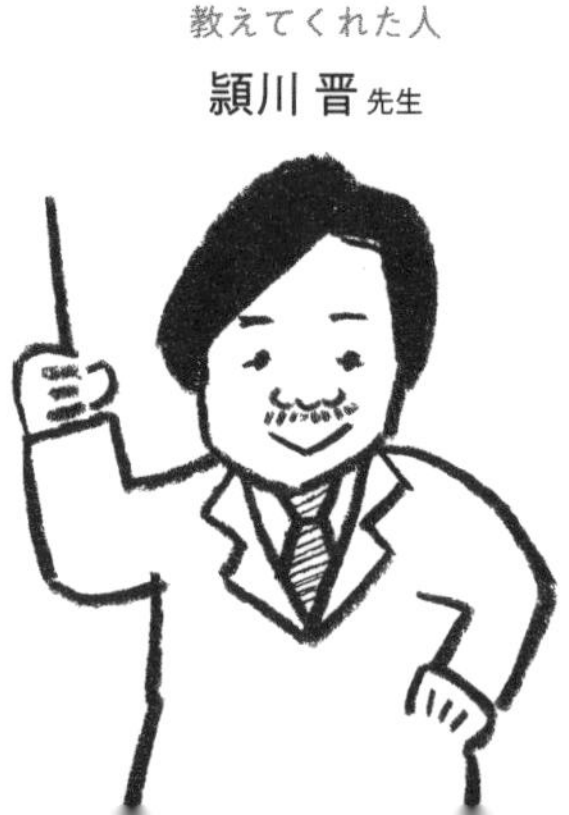

35

中高年になってからの性交渉の頻度は寿命に影響を及ぼしますか？

このテーマを考えるにあたり注目したいのは、ある研究者が調べた国別の1週間の性交渉の平均回数を比較したデータです。

世界的に見て、先進国で順位が高いのはフランス。アジアでは韓国が群を抜いており、日本は相当低いポジションにランクされています。このデータは若者も含んだものなので断定できない部分はありますが、**もしも性交渉の頻度《ひんど》と寿命が関係するのなら、日本人は総じて短命ということになります。**

でも、日本が長寿の国として有名なのは、あえて強調するまでもありません。医学的に男性機能は動脈硬化やメタボと逆の関係があります。機能が維持されているということはその方が健康であるということの裏返しになるのです。

年齢を重ねても元気なのはとてもいいことですし、高齢になってから子供をもうける著名人のことがときおり話題になります。性交渉の頻度はとくに意識せず、自然体で生きていくのがいいのではないでしょうか。

36

Q 音楽を聴くヒーリング法は、本当に効果がありますか？

静かな癒やし系の音楽には、交感神経をしずめる効果があります。

教えてくれた人
前島裕子 先生

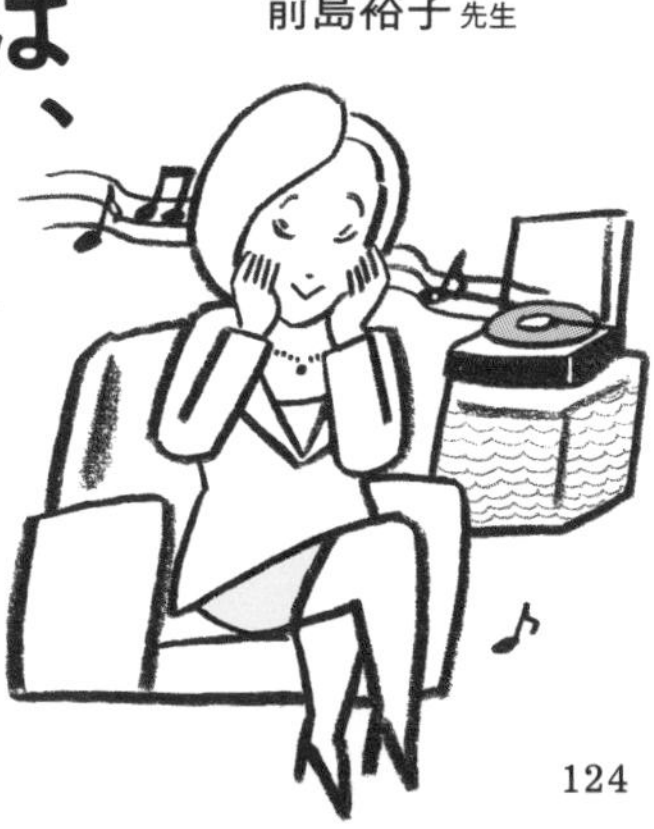

体は活動するときと、休養するときでモードが違います。それぞれのモードは自律神経により制御されているのですが、活動するときは交感神経が、休養するときは副交感神経が働くのが理想です。

「ヒーリング」を「副交感神経優位の休養モード」ととらえると、確かに聴く音楽によっては「ヒーリング効果」があると言えます。19歳から27歳の男女20人を対象とした研究で被験者に静かな音楽（Gymnopedie）と、活動的な音楽（Sacrificial Dance）を聞かせたときの心拍変動と自律神経活動を測定したところ、後者については、副交感神経の活動が低下していることが確認できました。つまり活動的な音楽は、交感神経を高めてしまうと考えられるということです。

一方、前者については緊張が解け、リラックスのスコアが活動的な音楽を聴いたときよりも上昇していることがわかりました。よって、ヒーリング効果（副交感神経の活性化）を求めるのであれば、静かな癒やし系の音楽をおすすめします。

37

Q リンパマッサージの効果は、科学的に証明されているのでしょうか？

心にも体にも好影響を与えることが証明されています。

教えてくれた人

前島裕子 先生

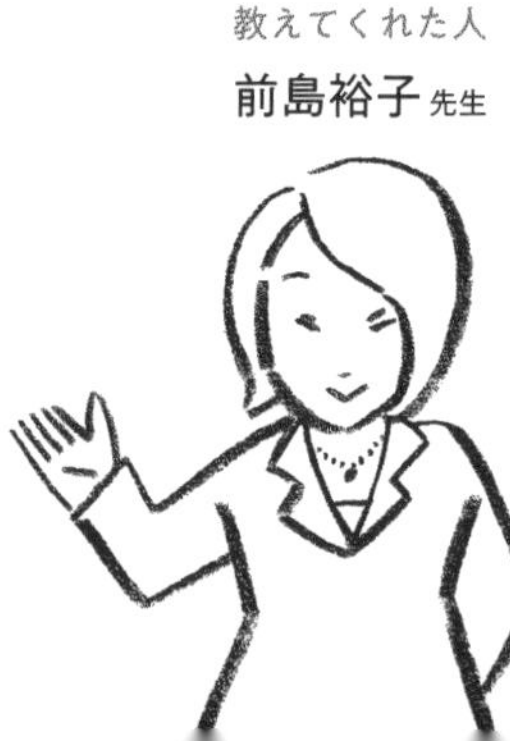

37

リンパマッサージの効果は、科学的に証明されているのでしょうか？

リンパ液とは血管壁から漏《も》れ出た水分のことを指しますが、これらのリンパ液が正常に流れるためのリンパ管の流れが滞《とどこお》ると、むくみや老廃物《ろうはいぶつ》の排出の低下などが起こり、体に負担がかかってしまいます。

そんなときに効果を発揮してくれるのが、リンパマッサージ（リンパドレナージュ）です。

リンパマッサージは、リンパ管の流れに沿って皮膚にやさしく圧力をかけることによって、リンパ液の流れをよくしてくれます。人に対するリンパマッサージの効果は科学的に証明されており、**自律神経系を整える効果、不安やストレスの軽減、腸の動きの改善**など、さまざまな効果が報告されています。

つまり、リンパマッサージは心にも体にもよい影響を与えてくれるのです。ヒトの手（温度とやわらかい感触）で施術するというところにも、大きなメリットがあると考えられます。

38

Q おしっこの色や臭いは体調とリンクしていますか?

茶褐色のおしっこや血尿が出たら要注意です。

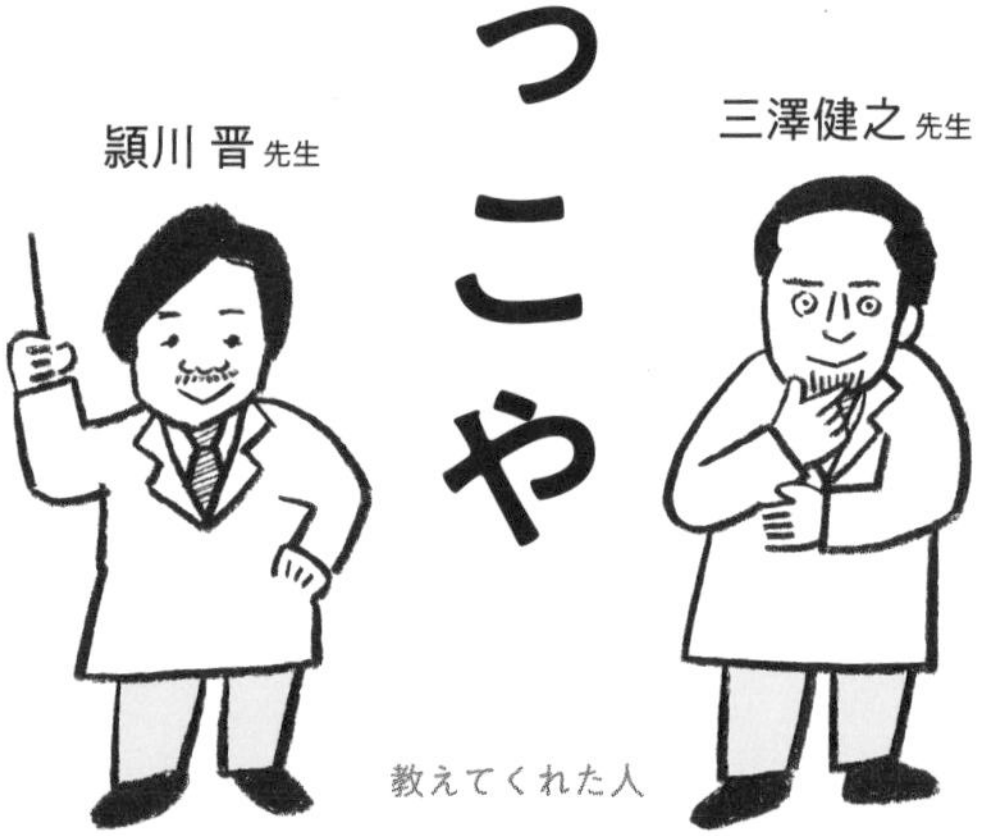

38

おしっこの色や臭いは体調とリンクしていますか？

肝胆膵《かんたんすい》の専門医の立場からお答えします。

健康体の人間の尿は薄い色をしています。よって、見た目にわかるほどの色の変化があったときは、体の異常を疑ってください。

まず、**脱水症状気味になると尿の色は濃い黄色**になります。酷暑で汗をかきやすいシーズンや、運動をしているときに濃いおしっこが出たら、水分補給が必要なサイン。すぐに水やスポーツドリンクを飲むようにしてください。

黄色を通り越して茶褐色のような濃さになったら、肝臓や胆のうにトラブルが発生している可能性があります。目に黄疸《おうだん》が出ていたら、完全に危険信号です。

もっとも怖いのが血尿で、痛みや熱が伴《ともな》っているかどうかが重要になります。痛みがある場合は、腎《じん》臓、尿管、膀胱《ぼうこう》、尿道などの尿道系の炎症性の疾患《しっかん》というケースがほとんどなのですが、**痛みがなく血尿が出る場合はがんの可能性が疑われます**。その場合は、ただちに泌尿器科を受診してください。（三澤健之）

泌尿器科の専門医の立場からお答えします。

おしっこの臭いは、ほとんどの場合は問題ありません。多くはサプリメント（ビタミン剤など）の過剰摂取が原因ですので安心してください。

例外は、緑膿菌《りょくのうきん》などばい菌に感染しているケース。緑膿菌に感染すると、尿からすっぱいような臭いがすることがあります。ただ、緑膿菌は基本的に弱い菌であり、寝たきりの方や、極端に免疫力の低下した人に起こるものですので、ほとんどの場合は心配ないと考えていただいて構いません。

注意したいのは、臭いよりも色のほうです。色に関しては、近代医学が誕生する前の大昔の時代から、体調の変化を見極めるバロメーターとされてきました。診断方法やその技術は飛躍的に進歩しましたが、尿の色を医者が重要視していることに関しては、いまも昔も変わりません。

腎臓は、熱中症などを防ぐため、ミネラルなど体内のバランスを維持すべく水

38

おしっこの色や臭いは体調とリンクしていますか？

分を凝縮する働きをします。汗を多くかくような状況でおしっこをすると、量が少ないか、あるいは出るとしても非常に濃い色になります。これは体に水分が足りないことを示すシグナルです。また、リンパ系フィラリア症によってリンパ液が尿のなかに入ってきて、米のとぎ汁のような白い尿が出ることもあります。

そして、なにより問題なのが血尿です。がんに言及すると、尿路のどこかにがんができた場合、それが大きくなるため猛烈に血管から栄養をとり込もうとします。すると、その部分のバランスが悪くなって栄養不足になった組織が腐り、その部分が崩れ落ちます。最終的に、そこに栄養を運んでいた血管が露出し、出血に至る。こうして血尿が発生するのです。しかもがんに関する血尿はほかにまったく症状がないという特徴があります。

もし、痛みもなく血尿が出たら、私だったら卒倒してしまいます。それくらいドッキリすることですので、すぐに病院に急行してください。（頴川晋）

39

Q

仕事や職場の人間関係に
ストレスを感じる場合は、
職を変えたほうが長生きできますか？

楽しく長生きするうえで、
なにが大切かを
考えてみましょう。

教えてくれた人
繁田雅弘 先生

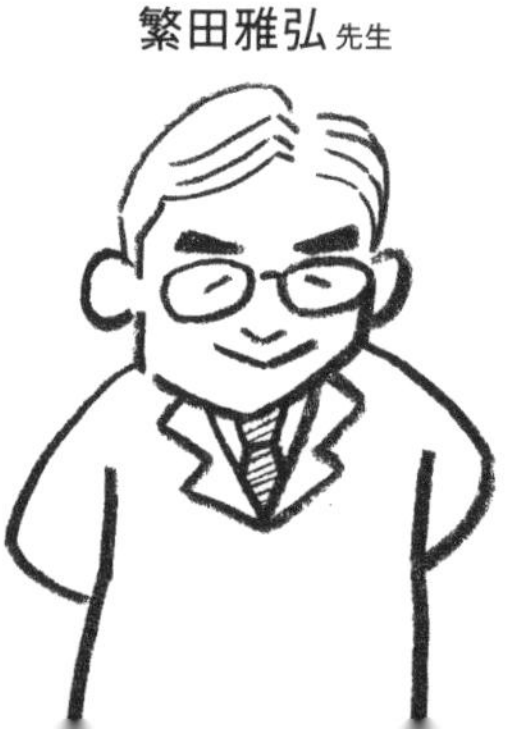

39

仕事や職場の人間関係にストレスを感じる場合は、職を変えたほうが長生きできますか？

手術を重ね、薬を投与され続け、食事も行動も制限され、楽しいと感じることのないまま110歳まで生きる人生と、好きなことに対して積極的に取り組み、食べたいものを食べ、終始笑顔で、家族や仲のいい人たちと楽しいひとときを過ごしながら80歳まで生きる人生。あなたはどちらを選びますか？

なにをもってして長生きと定義するか。どんな価値観の人生を送るか。それによって選択肢は変わってきます。たとえ職場でストレスを感じても、お給料がよく、その稼ぎによってプライベートの趣味が充実しているのなら、必ずしもやめるのがベストとは言えません。

重要なのは、自分らしく生きることとはなにか、です。健康長寿は大事ですが、それにとらわれすぎてやりたいことを我慢するのは本末転倒。体は健康でも、心は不健康です。トータルで考えてその仕事が自分の人生にとって不要と自信を持って言えるのであれば、やめて次のステップに進むのがいいと思います。

タバコは
速やかに
やめましょう！

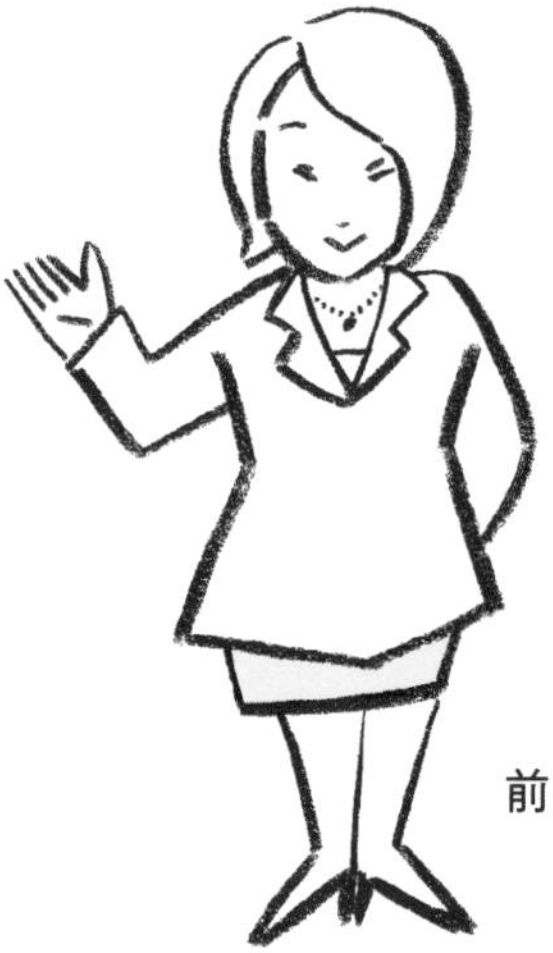

前島裕子 先生

第5章

長生きできる方法 治療法編

がんや糖尿病、そのほかの病気について、
専門家の立場から「正しい治療法」についての
見解を説明していただきました。大切なのは、
不安を抱えすぎないこと。適切な予防と
前向きな気持ちが、なによりの「治療法」です。

40

Q がんは遺伝するというのは本当でしょうか？

すべてのがんが遺伝するわけではない。まずそのことを知るべきです。

教えてくれた人

炭山和毅 先生

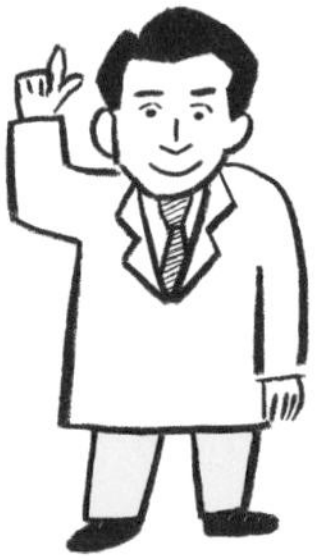

頴川 晋 先生

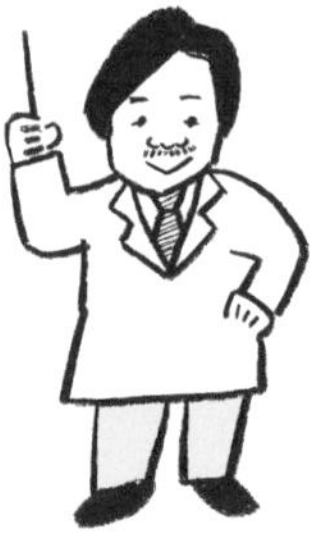

鳥海弥寿雄 先生

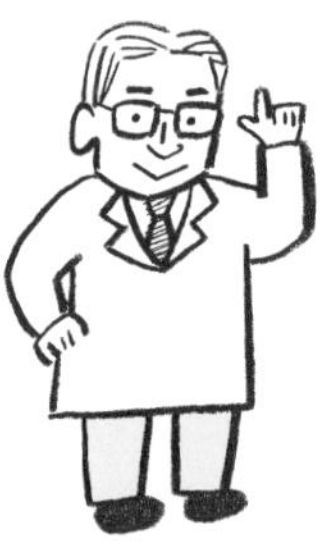

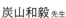

40

がんは遺伝するというのは本当でしょうか？

大腸がんの専門医の立場からお答えします。

遺伝性が明らかながんは存在しますが、数そのものが多いわけではないので、むやみやたらと心配する必要はありません。近親者にがんが多いと言っても、**80歳くらいになれば相当数の人ががんになる**もの。80歳を過ぎた祖父母ががんで亡くなったからといって、「自分もヤバいかも」と考えるのは早計です。

ただし、通常よりも明らかに血縁者にがんが多い場合、それも若くして発症している事例がある場合、さらには両親や祖父母がみな同じ種類のがんを患《わずら》っている場合などは、念のため遺伝子検査を受けたほうがいいかもしれません。

大腸がんで言うと、家系的に多いと下の世代に遺伝する可能性が高いと考えられます。検査でわかった時点で、大腸を切除して小腸と肛門《こうもん》をつなぐ手術をしたり、ポリープを抑える薬を飲んだりして予防に努める場合もありますが、あくまでレアケースですので極端に神経質にならなくても大丈夫です。（炭山和毅）

前立腺がんの専門医の立場からお答えします。

がんには遺伝するものもあるし、そうでないもの（たとえば後天的に発がん物質が体内に蓄積《ちくせき》されることで発生するもの）もあります。**がんとは遺伝子の病気であり、DNAの塩基がおかしくなる現象**と考えてください。

DNAの情報は細胞分裂のたびにコピーされていきます。たとえば「EGAWA（頴川）」という文字をタイプライターで「EGAWA」「EGAWA」と何万回も打ち続けてつながっているイメージで、途中で必ずタイプミスが起こります。そのミスが放置され、しかも連鎖《れんさ》してしまうと、自分の細胞とは異なるもの――すなわち腫瘍《しゅよう》（がん）ができあがってしまうのです。

ただし、タイプミスは常に起こることなので、そのミスを修復する遺伝子も存在します。そして、その遺伝子が働いているため、簡単にはがんになりません。

また、DNAはよく電車の車両にたとえられ、車両と車両の連結部分はただの通路にすぎないと考えられてきましたが、じつはその部分がいろいろな働き、たとえば薬剤耐性などに関わっていることがわかってきました。仮に同じような発がん物質に晒《さら》されても、Aさんは1レベルのばく露でがんになる一方、Bさんは10レベルまで耐えられる、ということも明らかになってきたのです。

いまは遺伝子の解析能力が格段に進歩しており、80年代から蓄積されたノウハウにより、すべてではないものの、遺伝性のある特定のがんの遺伝メカニズムが判明し、そのがん遺伝子をある程度まで同定できるようになりました。

前立腺がんにおいては以前から遺伝性が指摘されており、たとえば一親等以内の血縁者が前立腺がんであると、前立腺がんにかかる可能性は通常の2～4倍と言われています。とはいえ、そもそも前立腺がんにかかる確率は、現在10万人に50人程度です。絶望的になるような高確率ではありませんので、これをどうとらえるかは、人それぞれと言えるかもしれませんね。（頴川晋）

乳がんの専門医の立場からお答えします。

２０１３年に、ハリウッド女優のアンジェリーナ・ジョリーさんが、乳がん予防のために両乳腺の切除、ならびに乳房再建手術を受けたことを公表し、大きな話題となりました。

彼女の母親は卵巣がんにより56歳で早世しており、それを受けて遺伝子検査を行ったところ、乳がんと卵巣がんの発生率を高める「ＢＲＣＡ１」という遺伝子に異常が見つかったのです。医者から告げられた乳がんになる確率は87％。それを聞いた彼女は、リスクを回避するために決断に踏み切ったと言います。

現在、**遺伝性の乳がんは全体の５～10％程度と言われていますが、専門医として現場で患者さんを診《み》ていると、もっと多いように感じます。**

遺伝性のがんについてはまだ解明されていない部分はあるものの、アンジェリーナ・ジョリーさんと同じ「ＢＲＣＡ１」、あるいは「ＢＲＣＡ２」と呼ば

40

がんは遺伝するというのは本当でしょうか？

れる遺伝子に損傷や欠陥があった場合、両親（まれに乳がんにかかる男性もいるので父親も含む）から子供に向けて約50％の確率で劣勢の遺伝子が伝わっていくことがわかっています。そして、両親と祖父母の誰かが遺伝性の乳がんにかかり、本人に「BRCA1」もしくは「BRCA2」の欠陥が認められた場合、**80歳までにおよそ70％の人が乳がんになる**と言われています。

ならば、少しでも疑いがあるようならすぐにでも遺伝子検査を受ければいいかというと、私はあまり推奨《すいしょう》できません。あくまで乳がん全体のなかで遺伝性の強いがんの比率は低いですし、いわゆるがん家系の人でも、必ず発症するとは限らないからです。

現在の科学では、遺伝子を取り換えて予防することはできませんので、私は血縁者に乳がんが多いという患者さんに対しては、早期発見、早期治療のために、若いころからこまめに検診を受けることをすすめています。（鳥海弥寿雄）

41

Q 前立腺がんの手術で男性機能が失われるのが怖いです。どうやったら回避できるでしょうか？

男性機能を失うと、活力を失うことがあります。維持のための方法もありますのでよくご相談なさるとよいでしょう。

教えてくれた人
頴川 晋 先生

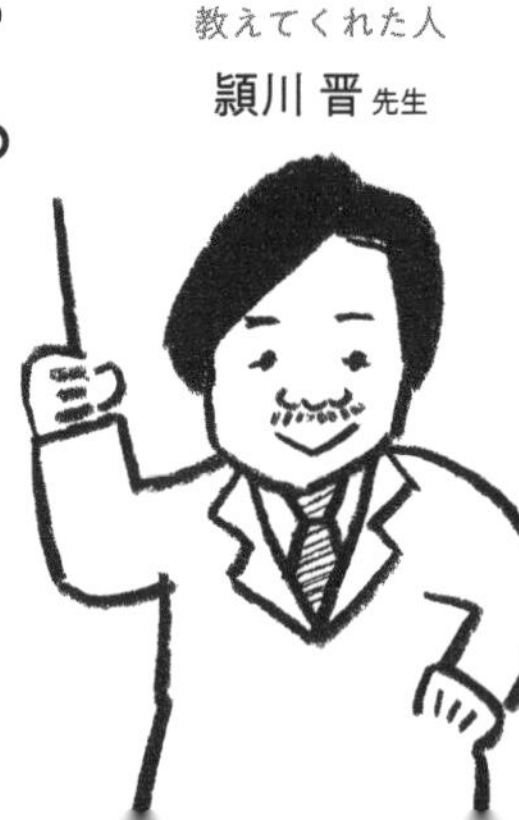

41

前立腺がんの手術で男性機能が失われるのが怖いです。どうやったら回避できるでしょうか？

男性機能というのは非常に奥深いもので、性行為ができるかどうかだけにとどまりません。やる気や突進力であったり、野心であったり、向上心であったり、男性としての精神面にも大きく関わっています。**元気な人が男性機能を失うということは、アイデンティティや自信をなくし、うつになってしまうくらい、**男性にとっては重要なファクターだったりするのです。

一方、前立腺がんの治療について患者さんと話しているとわかるのですが、病気が治るかどうかはそっちのけで、手術のあとに性行為ができなくなるのではないかということばかり心配する人がいます。しかしいざ治療を終えるとそのようにまったく訴えなくなる。ひとつには病気、手術の不安を、男性機能の問題に置き換えているのかもしれませんね。男性はナイーブなのです。

幸いにもいまは男性機能を温存するためいくつかの方策があります。主治医とよくご相談なさるとよいでしょう。

42

Q

40代になってから乳がんになる人が増えると聞きました。なぜですか？

閉経と更年期障害は乳がん発症に関係があります。

教えてくれた人

鳥海弥寿雄 先生

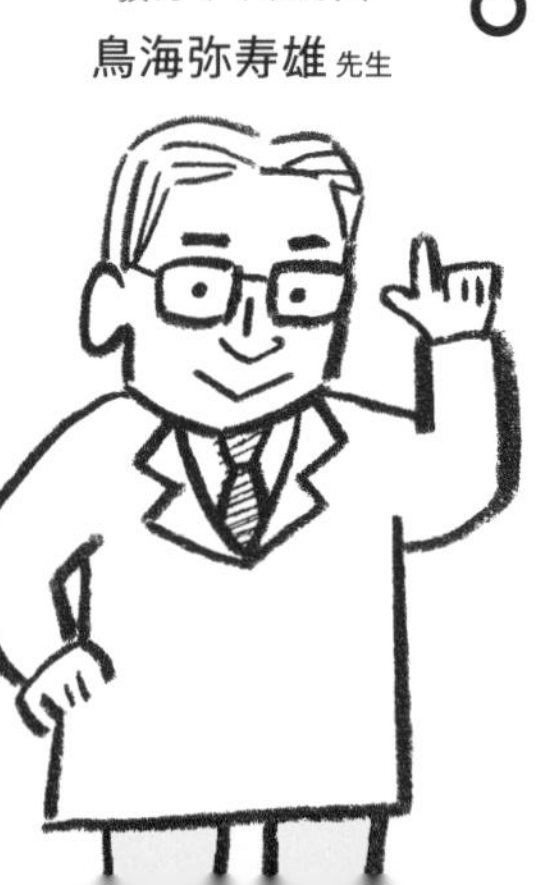

42

40代になってから乳がんになる人が増えると聞きました。なぜですか?

乳がんの3分の2は女性ホルモンを好むタイプ、残りの3分の1はホルモンに関係しないタイプに分類されます。とくに前者は、40代後半から発症する確率が急激に上昇することが知られています。

女性ホルモンを好む乳がんにとっての大好物はエストロゲンです。この女性ホルモンの分泌量が増えると、それまでおとなしくしていたのが一転、がぜん張り切り出して動きが活発になります。

女性の体は閉経が近づいてくると、生理を促《うなが》すためにエストロゲンが高まる傾向にあり、閉経後は脂肪《しぼう》細胞からの分泌量がさらに増えることがわかっています。だから**女性は、40代後半から60歳にかけて乳がん発生のピークを迎える**のです。脂肪細胞が増えると女性ホルモンの質が高くなる可能性もありますので、肥満はひとつのリスクファクターになると言っていいでしょう。

女性ホルモンを好む乳がんは、お酒好きの人にたとえるとわかりやすいです。

アルコールを摂取しづらい環境では静かにしている一方、エストロゲンという良質なお酒が大量に目の前に提供されたら、嬉々《きき》とした気持ちになって、たくさん飲んでしまうことでしょう。そして、度が過ぎることによって酩酊《めいてい》状態（乳がん発生）に至ってしまう、というわけです。

世の中のほとんどの女性は、いつまでも若々しく、華やかでありたいという願望を持っています。更年期が嫌だからとアンチエイジングに走り、エストロゲンを摂取する方も多いです。そうすることによって、ホットフラッシュやイライラが治まるなど、更年期障害が改善されたという方もいます。うつ状態を脱し、人生がバラ色になったかのように感じる方もいらっしゃるでしょう。

最近はエストロゲンパッチというシールタイプの製剤も開発され、より簡単にエストロゲン量をコントロールできるようになりました。

42

40代になってから乳がんになる人が増えると聞きました。なぜですか？

しかし、人工的にホルモンを投与するというのは、人間という生きものの経年劣化に逆らう行為。当然、プラス要素だけでなくマイナス要素や弊害《へいがい》も抱えています。その筆頭に挙げられるのが、乳がんの発生率を高めてしまうことです。事実、**アメリカではエストロゲンパッチが発売されてから、乳がん患者が急に増えたと言われています。**

先ほどのたとえで言うと、どんなにお酒が好きな人でも朝から晩まで飲み続けたら、気分はよくても体がもたないということ。エストロゲンにばく露される時間の長さと乳がんの発生率は比例関係にありますので、細心の注意を払う必要があるのです。とくに、乳がん家系を自認されている方は気をつけてください。アンチエイジングや、更年期障害対策にエストロゲンを摂取することを全面的に止めはしませんが、副作用にもしっかり目を向けましょうと、この場で声を大にして主張しておきます。

43

Q 乳がんは早期発見でほぼ助かりますか？

ほぼ助かります。検査はマンモグラフィーと超音波の両方を毎年が理想ですが、1年おきに交互でも。

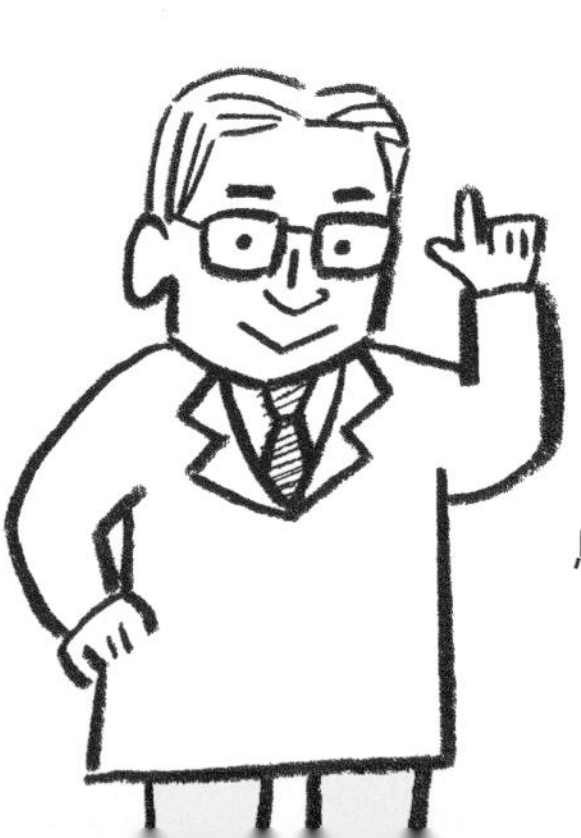

教えてくれた人
鳥海弥寿雄 先生

43

乳がんは早期発見でほぼ助かりますか？

がんの話題になると、ステージという言葉をよく耳にすると思います。腫瘍《しゅよう》の大きさ、リンパ節転移の有無、遠隔転移（乳がんであれば肺や骨への転移がこれに該当）の有無の3つの要素によって、進行具合を1〜4の4段階に分類するのがステージングです。

加えて、乳がんには早期中の早期の非浸潤《しんじゅん》がんというものがあり、これがステージ0に相当しますので、厳密に言うと5段階に分けられます。

がんのステージは数字が大きくなるほど症状が進んで深刻な状態となり、ステージ4はいわゆる末期がんを意味します。

一方、ステージ1であれば10年生存率は95％程度、ステージ0ならほぼ100％ですので、本項の質問にストレートに回答すると、答えは「イエス」になります。**乳がんは早期発見できればほぼ助かると考えて問題ありません。**

しかし、どんなに早く見つかったとしても、それががんである以上、この「ほぼ」という言葉を外すことはできません。なかには、小さくてもタチの悪いがんや、恐るべきパワーを持ったがんが存在するからです。

同じ乳がんの細胞でも、女性ホルモンのエストロゲンが好きなタイプ、同様にプロゲステロンが好きなタイプなど、さまざまなタイプがいて、さらにはＨＥＲ２タンパクと呼ばれるタンパク質が細胞膜の表面に出ている分量、Ki-67という細胞分裂のしやすさを示す指数などの違いによって、性格は変わってきます。

また、痛みを伴《ともな》ううえに症状があっという間に進行してしまう、炎症性乳がんというやっかいながんもあります。つまり、**見た目の大きさだけでは、どんながんか１００％判断することはできない**ということ。その性質は千差万別で、安全と言い切れるがんはひとつとして存在しないのです。もちろん、そのがんの性質によって、治療法や使用する薬も変わってきます。

43

乳がんは早期発見でほぼ助かりますか？

あくまでステージングはひとつの目安。ステージ1と診断された患者さんが1年後に亡くなってしまうケースも、決してゼロではありません。若くして乳がんで亡くなったフリーアナウンサーの小林麻央さんのがんは、非常に悪質なタイプのものだったのでしょう。医療の進歩により一時代前より死亡率は下がってきましたが、それでも乳がん患者の4・5人に1人が亡くなっています。この現実を忘れないようにしてください。

最悪のケースを招かないためには、早期発見、早期治療を行うに尽きます。よって、できるだけ若いうちから乳がん検診を受けるように努めましょう。乳腺のなかで石灰化が起こるのを見抜くのに長《た》けたマンモグラフィーと、しこりを見つけやすい超音波を毎年両方受けるのが理想ですが、どちらかということであれば1年おきに超音波とマンモグラフィーを交互に受けることをおすすめします。

44

Q

野菜を多くとるほどがん予防になりますか？

食べないよりは食べたほうがマシ程度。

好きなものを食べすぎないことのほうが重要です。

教えてくれた人

炭山和毅 先生

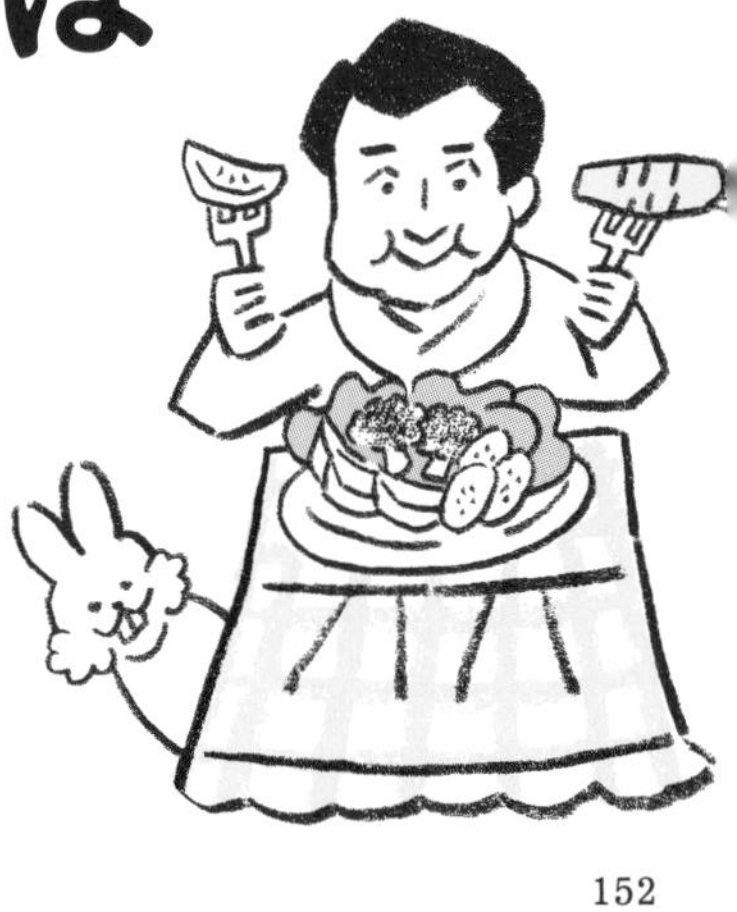

44

野菜を多くとるほどがん予防になりますか？

がんという病気はひとつの種類の病気ではないので、これをすれば予防できるという具体例をポンポンと挙げることはできません。

野菜にしても、体にいいものもあれば、ひょっとしたら発がん性のある野菜だってあるかもしれない。また、納豆を食べるとがんのリスクが低下するという説もあるようですが、納豆を好まない関西の方が早死にするという話は聞いたことがありません。

がんと食べものの関係は、非常に難しい領域の話なのです。

ただし、ひとつ言えるのは、食物繊維を多く含んだ野菜を食べると、便通がよくなるということ。それにより、大腸がんの予防効果については、多少は期待できると思います。なにごともやりすぎ（食べすぎ）はよくありませんが、野菜は総じて体にいいので、食べないよりは食べたほうがいいでしょう。

私は逆に、「こうすればがんになりにくい」ことではなく、「これをやってしまうとがんになるリスクが高まる」ことのほうを、個人的には重く見ています。やったほうがいいとされることに積極的に取り組むのではなく、**やってはいけないことを徹底的に避ける。がん予防という観点でいうと、こちらのほうがはるかに効果的**だと思います。

たとえば食事に関しては、暴飲暴食がいちばんのご法度《はっと》。食べすぎ、飲みすぎは体の至るところに支障をきたしますし、肥満も誘発して病気の発症リスクを大きく高めてしまいます。

とくに、脂肪《しぼう》と糖分のとりすぎには注意してください。いずれも人間の体には不可欠な栄養素であり、古来これらを好んで食べてきたから、人間は生き残ることができたのだと思います。脂肪と糖分がそもそも体によくなければ、ベジタリアンだけが生き残ったはずですが、必ずしもそうではないですよね。

44

野菜を多くとるほどがん予防になりますか？

ダメなのは、必要以上に摂取してしまうことです。

一時代前は飢餓《きが》で亡くなる人が圧倒的に多かったのですが、最近はおいしいもの、好きなものを食べすぎて病気になる人が増え、肥満で死亡する人が飢餓で死亡する人を上回るようになりました。太りやすい食事をするということは、がんだけでなく、すべてにおいてよくありません。肥満関連の持病のある方、メタボリックシンドロームと診断されている方は、とくに気をつけてください。

ただし、年齢を重ねて食が細くなり、若いころより痩せてしまった高齢者については話が別。筋肉量が確実に落ちてしまっているので、むしろ**甘いものや精のつくものを積極的に召し上がったほうがいい**でしょう。

大事なのは、年齢や体型など、いまそのときの自分に合った食事、バランスのとれた食生活を心がけること。健康長寿のためには、これがいちばんです。

45

Q

末期がんから生還して長寿を享受している患者は、どんな性格の方が多いでしょう?

豪快な人ほど長生きできます。

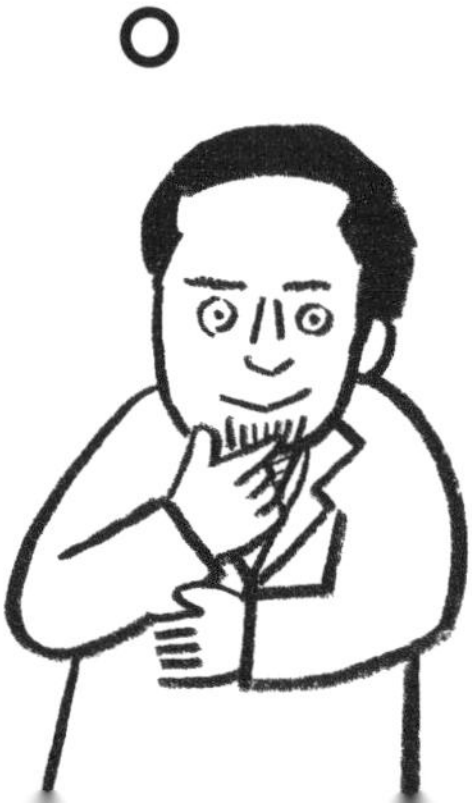

教えてくれた人
三澤健之 先生

45

末期がんから生還して長寿を享受している患者は、どんな性格の方が多いでしょう？

長く外科医をやっていますと、数字で証明できなくても、感覚的にそういう傾向にあると実感できることがあります。

たとえば5年生存率が20％程度と診断された患者さんの場合、その20％に入るのは10人いれば2人になるわけですが、前向きでおおらかな性格の方や、小さなことにとらわれない方が、そこに含まれるケースが多いです。病院に来ることさえ忘れてしまうほど豪快《ごうかい》で、さらにはそれを重く受け止めない楽観的な方は病気に強い。それは間違いありません。私も安心して診《み》ることができます。

一方、**病気に神経質な方や、朝から晩まで再発の心配ばかりしてしまう方のほうが、病気に負けてしまうことが多い**と感じます。心配するのは、患者さん自身ではなく、われわれ医者の役目です。もって生まれた性格はなかなか変えられませんが、できるだけ「病気は治る」「薬は効く」と信じるように努めてください。そのほうが、その人にとってきっといい未来が訪れるはずですから。

46

Q

舌を磨くと大腸がんを防げるって、本当ですか？

口腔内をきれいにすることはがん予防につながります。

教えてくれた人
三澤健之 先生

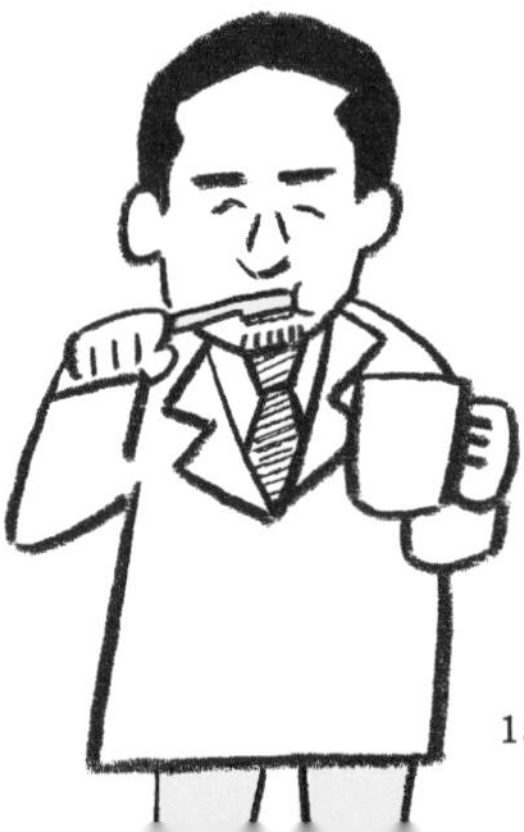

46

舌を磨くと大腸がんを防げるって、本当ですか？

舌を磨くという行為は、舌苔《ぜったい》を洗い流すということを意味します。舌苔は食べかすや口腔《こうくう》の粘膜《ねんまく》がはがれ落ちたものであり、口のなかのゴミと雑菌のかたまりでできたタンパク質です。それをきれいにするわけですから、どう考えても健康に寄与しないわけがありません。昨今は病気予防のために腸内フローラを整えることが重要視されていますが、口腔と腸管内はつながっています。**口腔内を清潔にしておくのは、健康維持の基本中の基本**とお考えください。

また、高齢化社会が進むにつれて、この先誤嚥《ごえん》のトラブルが増えていくことが想定されますが、もし口のなかを清潔に保っていなかったら、**むせてなにかが気道に入ってしまったときに、ばい菌まで送り込んでしまう可能性があります**。それがもとで、肺炎を発症したとしても不思議はありません。

舌磨き、ひいては口腔内のケアは、大腸がんに限らず病気全般に影響を及ぼす要因を取り除くことになり、それがおのずと長寿につながっていくと思います。

47

Q 飲酒の適量の目安はありますか？

顔が赤くなる人は注意。長期的に見るとがんリスクを高めます。

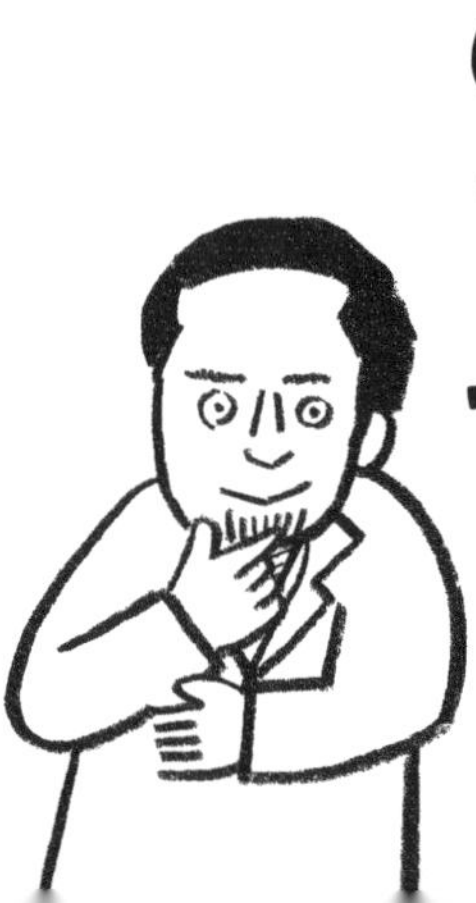

教えてくれた人
三澤健之 先生

47

飲酒の適量の目安はありますか？

アルコールの分解酵素は人種差や個人差があり、日本人よりも欧米人のほうがお酒に強いと言われています。もちろん、日本人同士でも、お酒に強い人、弱い人がいて、その許容量は千差万別です。

ただし、間違いなく言えるのは、大量摂取は体にとって毒になるということ。お酒に弱い人がたくさん飲んだら病気のリスクが高まりますし、どんなにお酒に強い人でも毎日浴びるように飲んだら体を壊してしまいます。吐くまで飲む、記憶をなくすまで飲むという行為は問題外です。

お酒の適量は自分で見極めていくしかありませんが、目安になるのは、顔が赤くなるかどうか。**顔が赤くなるということは体質的に解毒酵素が弱く、アルコールの毒素が体内に残っている状態**を示します。長期的に見て、がんなどの病気のリスクを確実に高めますので、顔が赤くなりやすい人は、そうならないようにお酒をセーブすることを心がけてください。

48

Q

糖尿病は遺伝するというのは本当ですか？

糖尿病は、遺伝するケースが多いです。

教えてくれた人
坂本昌也 先生

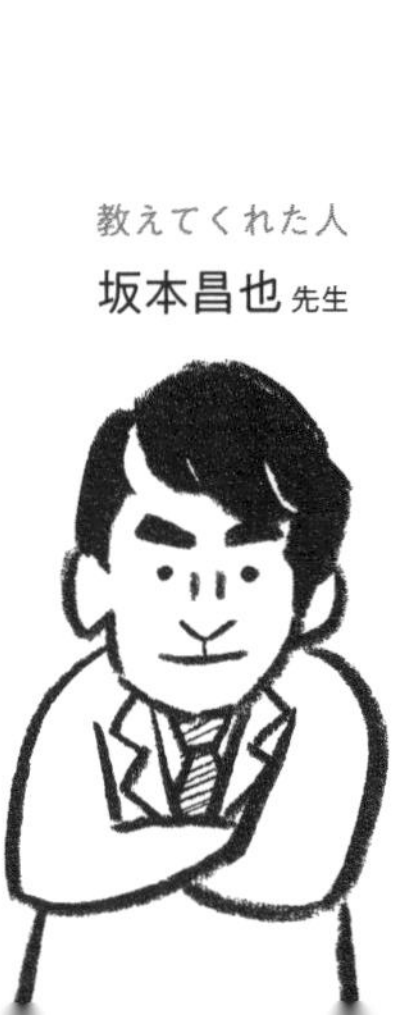

48

糖尿病は遺伝するというのは本当ですか？

血糖値が高いことを気にして私のところを訪ねてくれる初診の患者さんには、最初に両親が糖尿病であるかどうかを必ず聞きます。

どちらか一方、とくにお母さんであれば「マズいなぁ」と思います。両方という場合は「これはしょうがない。治療が必要だ」と覚悟します。

最近は、両親が糖尿病でなくても、祖父母と本人が糖尿病というケースも増えてきました。科学的に遺伝することが証明されたわけではありませんが、**現実に即して考えると、「する」と言わざるを得ない状況**ができあがっています。

加えて、食生活も糖尿病になるリスクを確実に上昇させているでしょう。同じ家族が同じものを食べていたら、同じ病気にかかりやすくなるというのは当然の理屈です。そこに肥満、運動不足、睡眠不足などの生活習慣の乱れが加わると、あっという間に発症ラインに到達してしまいます。その素養があると自覚されている方は、意識改革と生活習慣の改善に努めてください。

49

Q 糖尿病は冬に悪化するというのは本当ですか？

働き盛りの世代は、冬場に糖尿病が悪化します。

教えてくれた人
坂本昌也先生

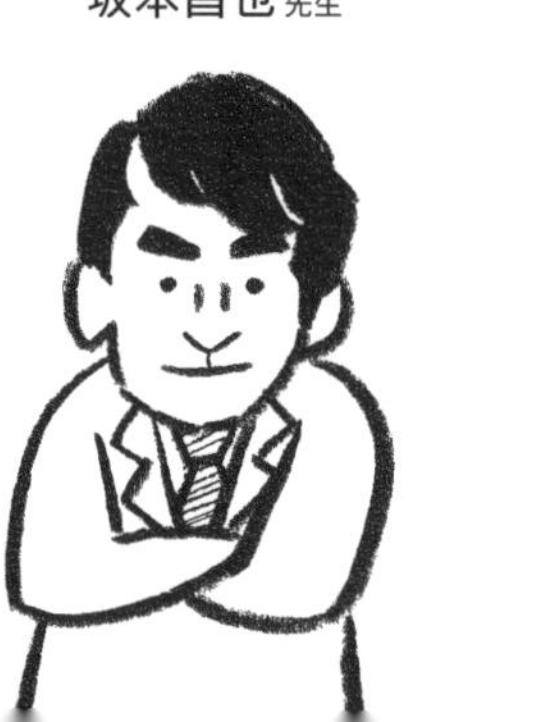

49

糖尿病は冬に悪化するというのは本当ですか？

以前より、冬は寒さがもたらす代謝の低下、食生活の変化、運動量の低下などから、糖尿病が悪化することは指摘されていました。そして最近のわれわれの研究によって、冬は体重の増加なども相まって、とくに**50代でバリバリ働いている人に、糖尿病が悪化する傾向がある**ことが確認されました。忘年会や新年会、お正月の暴飲暴食が多分に影響していることは間違いないでしょう。

また、冬場は糖尿病の合併症《がっぺいしょう》でもある、心筋梗塞《こうそく》や脳梗塞、感染症なども発症しやすく、働き盛りの方が大きな病気にかかってしまうことがよくあります。食べすぎ飲みすぎに気を配るだけでなく、乾燥《かんそう》などの環境の変化に対応すべく、**水分摂取と糖尿病のコントロールにも充分に配慮する必要がある**のです。

これに対し、70歳を超えるような高齢者は、季節による波があまり大きくありません。若いときすでに大きな波を経験して動脈硬化が進んでいますので、血圧のほうを気にするようにしてください。

50

Q 高血糖、高血圧、高脂血症のトリプル対策はどうすればいいでしょう?

週に1回、家族全員で体重計に乗りましょう。

教えてくれた人
坂本昌也 先生

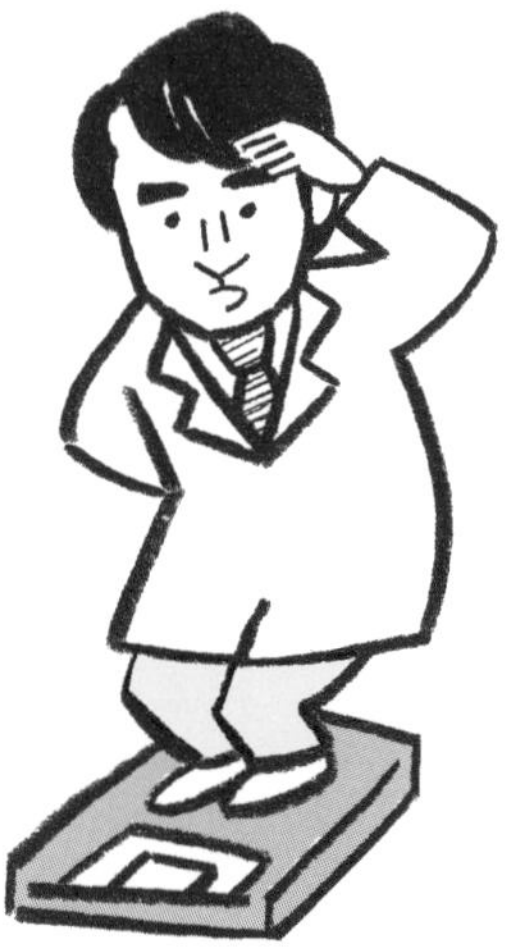

50

高血糖、高血圧、高脂血症のトリプル対策はどうすればいいでしょう?

最初に考えていただきたいのは、自分自身も含め、家族全員が幸せな人生を送るためにはなにをすべきか、ということです。

質問にあるトリプルリスクを放っておくと、糖尿病をはじめ、心筋梗塞《こうそく》、脳梗塞などを引き起こしやすくなります。現在は医療技術が進んでいるので、心筋梗塞や脳梗塞で死ぬことはほとんどありません。しかし、心筋梗塞はその後に心不全に、脳梗塞はその後認知症に、それぞれなる可能性があり、人生が長くなれば長くなるほど、深刻な問題になってきます。

心不全で入院治療、認知症で介護、ということになると、困るのは、自分はもとより家族です。夫や妻、あるいは親に対する介護疲れによる殺人事件がときおりニュースで流れるように、その負担は家族に想像以上に重くのしかかってきます。自分も辛いし家族も辛い。いいことはなにひとつありません。

ですので私は、トリプル対策はできるだけ早く、それも家族一体となって取り組むべきだと考えています。病気になってからあたふたしても遅い。若いころから後年の健康と幸福に対する先行投資をしておかないと、長生きするほど苦しくなっていくでしょう。

具体的には、**40歳を過ぎたあたりから対策を立てることを推奨《すいしょう》**しています。日本人が40代でメタボリックシンドロームと診断される確率は約7割。誰もがみな、生活習慣病の予備軍です。「わかっちゃいるけど変えられない」ではなく、「わかっているなら改めましょう」を強く意識するようにしてください。

タバコはやめる。お酒は控えめにする。適度な運動を習慣化する。寝る間際に食事をしない。充分に睡眠をとる。このすべてが重要です。いっぺんに取り組むのが無理であれば、ひとつずつでも構いません。トリプルリスクの数値は、少しずつよくなっていくことでしょう。逆に言うと、なにも改善しなければ、年齢とともに数値はどんどん悪くなるばかりです。

「ほとんどの人の場合、努力次第で乗り越えられる些細《ささい》な困難も、それを目の前にすると引き返してしまう」

これは、いまから100年くらい前に、ハーバード大学の言語学者であり哲学者のジョージ・キングズリー・ジップが残した言葉です。結局人は、漠然《ばくぜん》とがんばるように指示されても、目標となる具体的な数字がないと途中であきらめてしまう、ということを意味します。つまり、「生活習慣を改善しよう」といくら意識しても、それを忠実に実行するのは難しいということです。

それを回避するために、最初に目標となる具体的な数字を設定しましょう。たとえば週に1回、家族全員で体重計に乗るルールをつくり、体重が増えていないかどうかを相互監視をするとか。あるいは、1日何分ウォーキングすると決め、アプリに記録していくとか。とにかく、できることからはじめていきましょう。

51

Q 食事以外でコレステロール値を下げるには、なにをするのがいちばんいいですか？

コレステロール値は食事では下がりません。薬を飲むのが最善策です。

教えてくれた人
坂本昌也 先生

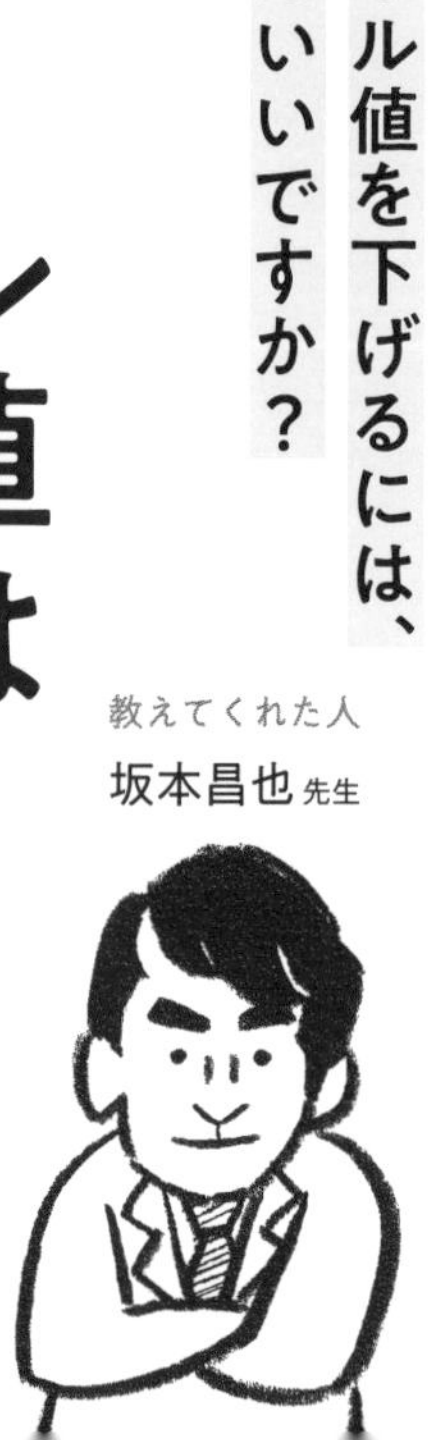

51

食事以外でコレステロール値を下げるには、なにをするのがいちばんいいですか？

まず大前提として知っておいていただきたいのは、コレステロール（善玉コレステロール、悪玉コレステロール、中性脂肪《しぼう》によって構成）は人間の体に欠かせない脂質ということです。細胞膜やステロイドホルモンの成分になりますので、なくなると逆に困ってしまいます。

しかし、血中のコレステロール値が高くなると、動脈硬化に端を発する心臓病や脳卒中の発症リスクを高めるので注意が必要です。なかでもやっかいなのが、悪玉コレステロールが酸化して発生する超悪玉コレステロールの存在。これが増加すると、命の危険につながる重い病気を起こしやすくなります。

それを回避するために、意識の高い方は脂質の高い食品を控えるなど、**食事でコントロールしようと努めていますが、じつはあまり効果がない**ことをご存じでしょうか？　人間の体内に存在するコレステロールの7割から8割が肝《かん》臓で合成されるため、どんなに食事に気をつかおうと、その数値は劇的に変わってこないことが明らかになっているからです。

例外的に、鶏卵《けいらん》や魚卵を多くとると悪玉コレステロールが一気に上昇する遺伝的体質を持った人もいますが、大半の人々に関しては、**食事の内容がコレステロール値の上下動にもたらす影響はごくわずか**であると言われています。

運動についても同じで、肥満体型の方が運動によって痩せれば多少数値が改善されることがあるものの、標準体型ややせ型の方が適度に体を動かしても、コレステロール値が目に見えて下がることはありません。

ではどうすればいいかというと、薬を飲んだほうがいいというのがベストアンサーになります。なんでもかんでも薬に頼ればいいというわけではありませんし、私としても、なるべく薬を飲まずに症状をよくする選択肢をご提案したいところですが、**コレステロール値を下げるということに関しては、薬を飲むこと**

が最善策であり、いちばんメリットが大きいと考えています。

私たちが母親の胎内にいるときや、生まれたばかりのときの悪玉コレステロールの値は30〜40程度。よって、薬でそれくらいまで下げても問題ないであろうと言われています。血圧や血糖値は強力な薬で下げすぎてしまうことがある一方、悪玉コレステロールについては、下げすぎるリスクのある薬は存在しません。欧米のあらゆる臨床試験の結果を見ても、50まで下げても弊害《へいがい》はなかったと報告されていますので、治療のための服用はおおいに推奨《すいしょう》されるのです。

コレステロールの薬の副作用として、筋肉痛が起こったときに筋肉が崩壊しやすくなるなどの事例が指摘されていますが、**糖尿病になるリスクや、さらにその先にある認知症のリスクを軽減できる**のなら、そちらを優先すべきであるというのが医学会の主流の考え方です。一部分の事実だけを切り取ってよし悪しを判断するのではなく、トータルで見ることが重要であると私も考えます。

52

Q 血圧がなかなか下がりません。どうしたらいいでしょうか？

血圧の大敵は睡眠不足。しっかり睡眠をとりましょう。

教えてくれた人
坂本昌也 先生

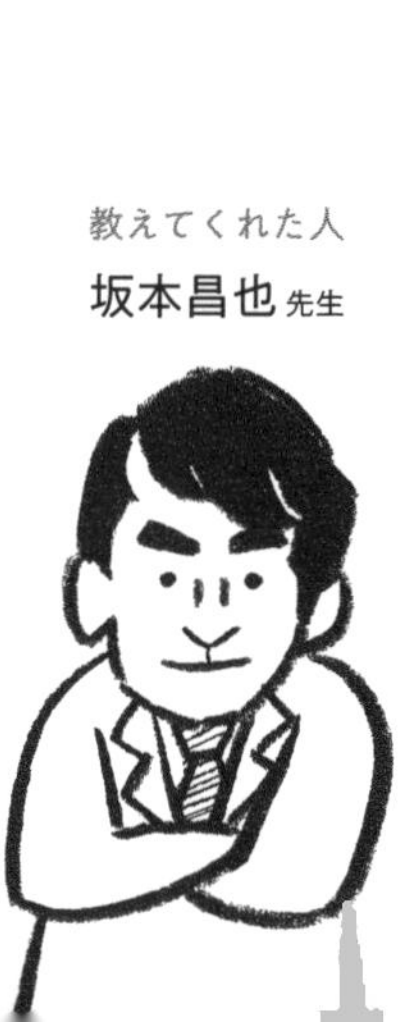

52

血圧がなかなか下がりません。どうしたらいいでしょうか？

数年に一度ガイドラインが改訂されるうえ、糖尿病などの合併疾患《がっぺいしっかん》ごとに基準が異なりますが、現在は**75歳未満の成人の方は上130、下80、75歳以上の方は上140、下90が基準値**とされており（家庭で血圧を測る際は各値から5を引く）、上下ともに基準を上回っていると高血圧と診断されます。

高血圧は万病のもとで、心筋梗塞《こうそく》、脳梗塞、脳出血に直結し、腎《じん》臓病の発症リスクを高め、最悪の場合は大動脈解離や大動脈破裂など命にかかわる病気を招くこともある、非常におそろしい症状。当然、基準値を下回ることが望まれます。

血圧を下げるためには食事の塩分を控えることがいちばんですが、そもそも日本食は塩分の多い料理ですし、コンビニ飯や外食によって、どうしても塩分過多になってしまいがち。食事でコントロールするのはかなりハードルが高いと思います。**減塩食が難しい場合は、しっかり睡眠をとる**ようにしてください。血圧の大敵である睡眠不足を解消すれば、おのずと血圧は下がっていくでしょう。

53

Q　γ（ガンマ）GTPの数値が健康診断のたびに上下しますが、あまり気にしなくてもいいのでしょうか？

数値の安定性は気にしなくていいです。

ただ高い数値が続くならすぐ検査しましょう。

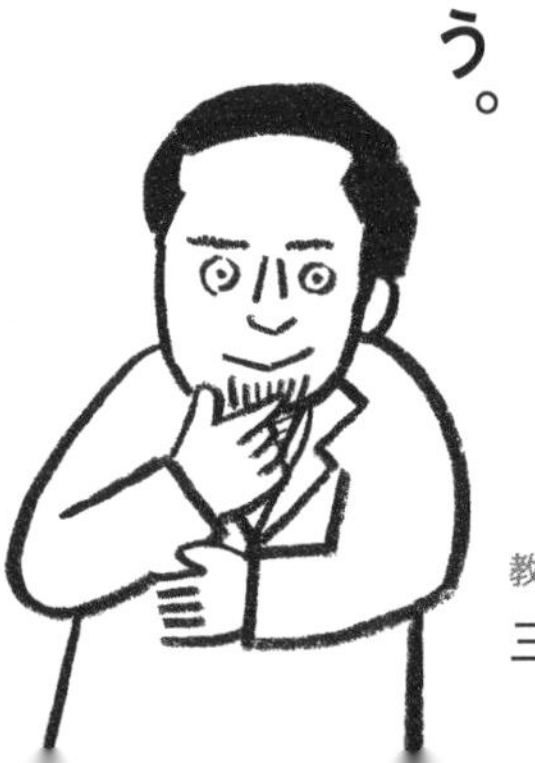

教えてくれた人
三澤健之先生

53

γ（ガンマ）GTPの数値が健康診断のたびに上下しますが、あまり気にしなくてもいいのでしょうか？

γ《ガンマ》GTPは胆道系の酵素と言われ、飲酒や肥満と密接に関係しています。それゆえに、お酒を一時的にやめ、ウエイトコントロールで体重を減らすと、一気に数値が改善されることがあります。健康診断前数日間の飲酒量にも影響されますので、数値が安定しないのはわりと普通のことと考えて問題ありません。

しかし、健康診断のたびにどんどん数値が上昇していったり、毎回高い数値が記録されたりという場合は、深刻に受け止める必要があります。胆管がんなど胆道系の病気にかかっている可能性があるからです。

その場合は、ぜひ血液検査を受けてください。**肝胆膵《かんたんすい》の病気は血液検査が非常に大事**で、γGTPに加えて黄疸《おうだん》指数も高くなる閉塞性黄疸パターンが出ていたら疑いはさらに強まります。そのうえで、超音波検査を受けるのがベスト。胆のうの病気はCTやMRIよりも超音波のほうが発見しやすいからです。γGTPが恒常的に高い方は、一歩踏み込んだ検査に臨むことをおすすめします。

54

Q

健康診断のたびに尿酸値が高いと指摘されます。痛風にはなったことがないので、とくに治療する必要はないでしょうか？

痛風ばかり気にしていると透析を強いられることになります。

教えてくれた人
顯川 晋 先生

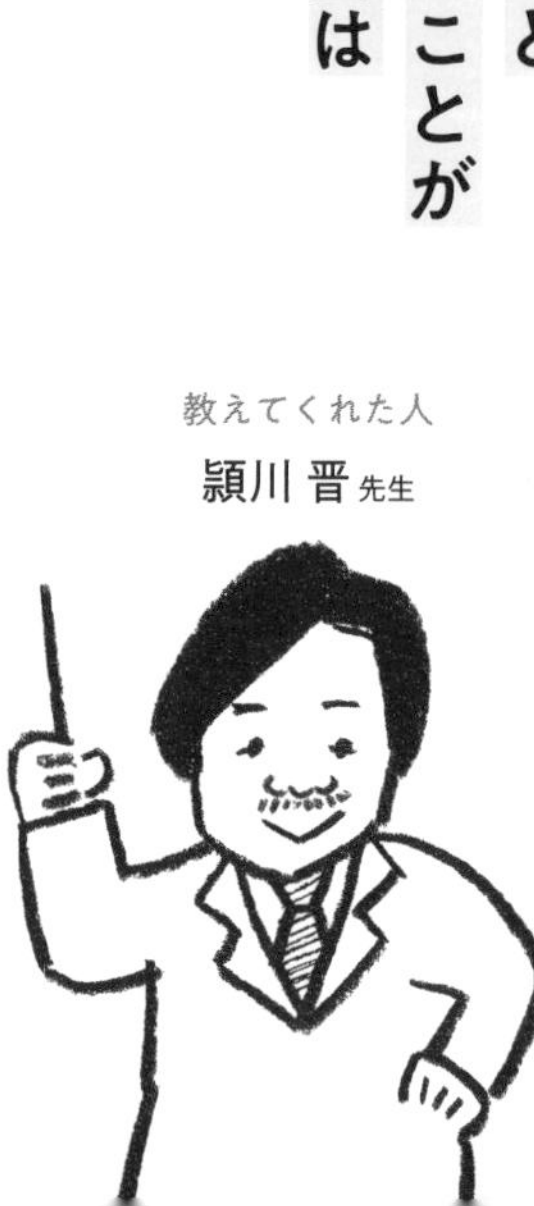

54

健康診断のたびに尿酸値が高いと指摘されます。痛風にはなったことがないので、とくに治療する必要はないでしょうか？

尿酸はプリン体（核酸の成分）という物質が代謝されてできる老廃物《ろうはいぶつ》です。腎《じん》臓から排泄《はいせつ》されますが、水に溶けにくく血中の量が多いと関節や腎臓にたまっていき、関節炎（痛風）、腎炎（痛風腎）などのトラブルを起こします。

腎臓はエアコンのフィルターのようなものですので、それが尿酸結晶で目詰まりしていく状態を想像するとわかりやすいでしょう。

エアコンであればフィルターを交換すれば済む話ですが、腎臓は取り換えられるものではありません。高尿酸血症を放っておくと、徐々に腎臓の働きが悪くなっていき、最終的には腎機能が失われ、透析《とうせき》を強いられることになるのです。

お酒好きの方は、痛風のことばかりを考えて尿酸値を気にしていますが、じつはその背後にもっと重大な病気が潜《ひそ》んでいることを意識しなければなりません。**自覚症状がなくても、腎臓はダメージを受け続けている**のです。お酒を控えて（できれば絶って）薬でコントロールする。これが非常に大事になってきます。

55

Q 脂肪がたまりやすい体質ってありますか?

日本人は欧米人に比べて内臓脂肪がたまりやすいです。

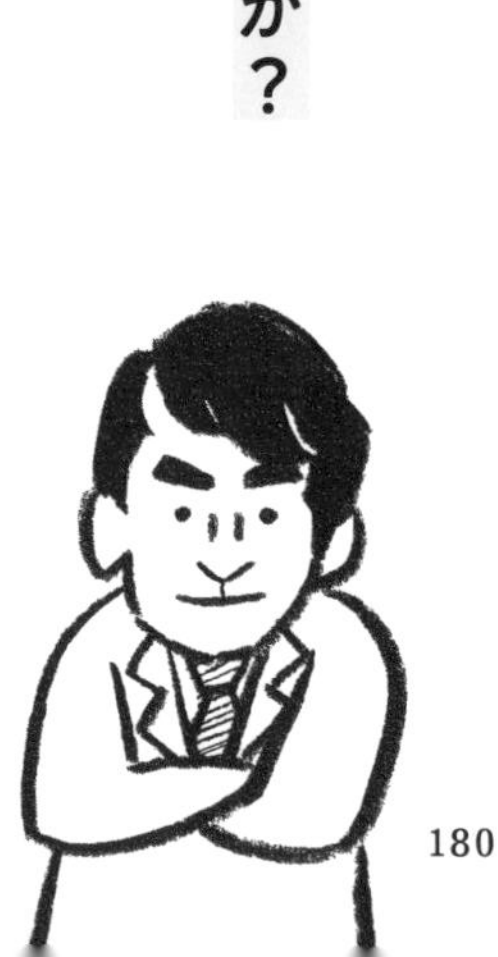

教えてくれた人
坂本昌也 先生

55

脂肪がたまりやすい体質ってありますか？

日本人は古来、穀物《こくもつ》を多く摂取する食生活を営んできたことから、自然と糖の吸収を遅らせるような生活スタイルと肉体が構築されてきました。欧米人と比較して、内臓脂肪《しぼう》をためやすく、インスリンがあまり分泌されない体質を持ち合わせています。また、太りやすい家系など、遺伝的要素が影響することもあります。

近年、糖と油を多く含む狩猟民族の生活スタイルが急速に流入し、心身ともにダメージやストレスを受けている部分はありますが、健康に対する意識が高い民族ということもあり、どうにか長寿国の威信を保っているという印象です。

しかしながら、本質的に内臓脂肪がたまりやすいことは変えられませんので、充分に注意する必要があります。とくに**20歳を超えてからは、体質よりも生活習慣による影響が大きくなります**。学生時代に運動習慣のあった人が、社会人になってまったく運動をしなくなったというパターンがもっとも危険。体質に関係なく太りやすい状況にあることを強く認識してください。

56

Q

緊張やストレスでお腹の調子が悪くなりがちなのですが、整腸剤は飲み続けても大丈夫ですか？

市販薬の整腸剤は飲み続けても大丈夫。

教えてくれた人
炭山和毅 先生

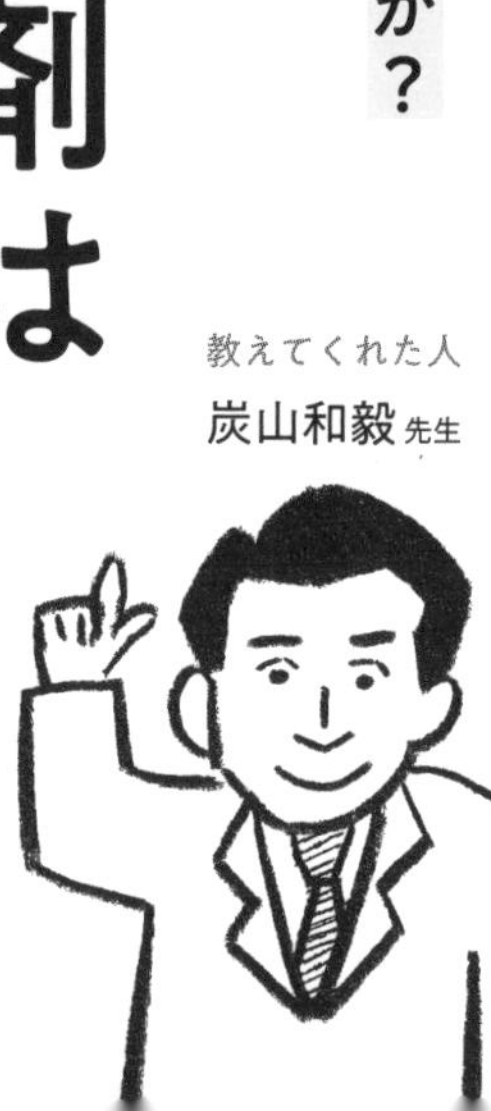

56

緊張やストレスでお腹の調子が悪くなりがちなのですが、整腸剤は飲み続けても大丈夫ですか？

整腸剤には、腸内細菌を調整するものや消化管の運動を促《うなが》すもの、消化酵素を含むものなどがあり、それぞれの薬によって使用される目的が異なります。そして多くのものは、一定期間飲み続けないと効果が出ません。

薬の性質上、飲み続けることに大きな不安を感じるほどの強い効果はありませんので、副作用や薬害の心配をする必要はないです。**薬効の薄い市販薬であれば、まったく問題ない**と言っていいでしょう。

なかには、整腸剤を飲んでお腹の調子がよくなることによって、緊張が緩和される人もいるようですので、「治ればラッキー」くらいの気持ちで飲むといいかもしれません。治れば治ったで、薬をやめればいいだけの話ですから。

長期間飲み続けて症状の改善がいっさい見られない場合は、その薬は自分に合っていないと見切りをつけましょう。いったん服用をやめ、薬の変更も含め、治療法の見直しを検討してください。

57

Q

慢性的な便秘に病気が隠れていないか不安です。もし病気を疑うなら、どんな検査が必要でしょうか？

みなさん、便秘を恐れすぎです。

教えてくれた人
炭山和毅 先生

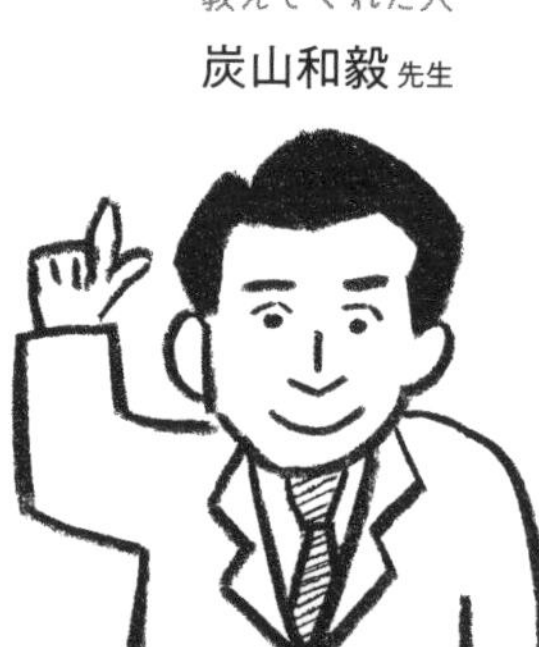

57

慢性的な便秘に病気が隠れていないか不安です。もし病気を疑うなら、どんな検査が必要でしょうか？

先にお断りしておくと、みなさん、便秘を恐れすぎです。便通がいいに越したことはありませんが、**消化管の神経も筋肉も、加齢とともに老化していきますので、人間は年をとればおのずと便秘がち**になります。

また、不安やストレスなどメンタルの影響を受けることもあります。さらに、消化管は意図的に鍛《きた》えられない組織であることも大切なポイントです。

便秘になるときはなる。便通が悪くなるのは自然な流れ。

それくらいの気持ちで便秘と向き合えばいいのではないでしょうか。普通の便秘であれば、下剤を飲んだり、繊維質が豊富なものを食べたり、生活習慣を見直したりすることによって改善できます。

ただし、慢性的な便秘ということになると、状況によっては病気を疑う必要が出てくるケースがあります。

便秘の度合いが明らかに、そして急激に重くなったり。あるいは、お通じがあったとしても便が極端に細かったり。そんな症状が見られたら、便秘の背後にがんが潜んでいる可能性があります。便がさらに出にくくなったり、便が細くなったりということは、消化管のどこかになにかができて、管のなかが狭くなっていることが想定されるからです。腹痛などの症状を伴《ともな》う場合は、さらに大きなリスクが懸念されますので、必ず検査を受けるようにしましょう。

最初に述べたように、そこまでひどくない便秘であれば、慢性的なものでも過度に不安視する必要はありませんが、**40歳から50歳を迎えているようであれば、便潜血検査や内視鏡検査を、一度受けてみるべき**かもしれません。

そこでとくに異常が見つからなければ、体質や加齢による便秘であると安心することができますし、今後、自分の体に変化が生じるかどうかの基準を身につけることにもなりますからね。

57

慢性的な便秘に病気が隠れていないか不安です。もし病気を疑うなら、どんな検査が必要でしょうか？

なお、便秘ではなく下痢については、まずは原因がどこにあるのかをご自身で考えるようにしてください。

胃腸の弱い人が、脂っこいものや激辛料理をたくさん食べたら、かなりの確率で下痢になるでしょう。牛乳を飲むとお腹を下しやすい人も同様です。

また、電車に乗っているときに急にお腹が痛くなって便意をもよおすのは、ストレスが原因の過敏性腸症候群に該当するケースがほとんど。いずれにせよ、病気の心配はありません。

ただし、そういった原因に思い当たるフシがなく、何日も下痢が続く場合は注意が必要です。炎症性腸疾患《しっかん》、潰瘍性大腸炎、クローン病など、ウイルス性の病気に罹患《りかん》している可能性が考えられます。その場合は、ただちに病院に行って専門医に診《み》てもらってください。

58

Q

コンドロイチンやグルコサミンなどの健康食品は、本当に効きますか？

画面に映し出される「あくまで個人の感想です」という一文がすべてを物語っています。

教えてくれた人

齋田良知 先生

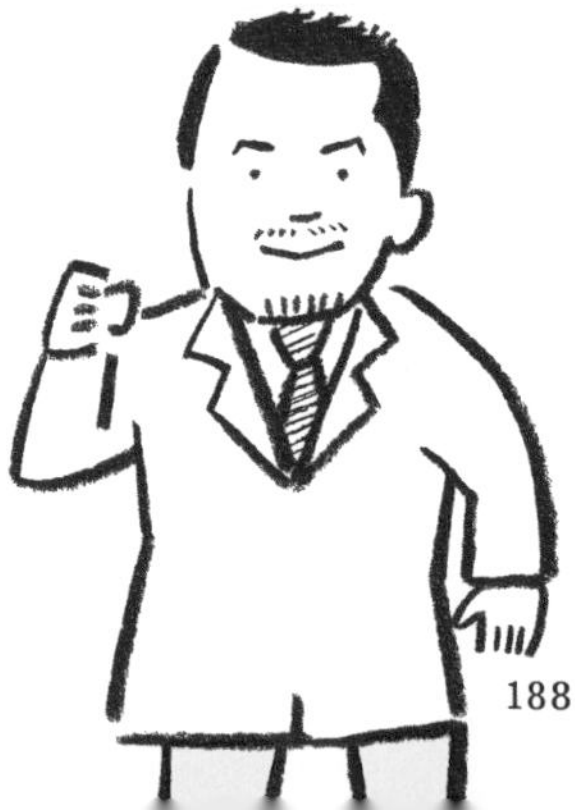

58

コンドロイチンやグルコサミンなどの健康食品は、本当に効きますか？

サプリメントをはじめとする健康食品は、あくまで健康食品であり、医薬品ではありません。効果が保証されているわけではなく、そのほとんどがしっかりとしたエビデンスを持っているわけでもありません。

厚生労働省が健康食品の推奨度《すいしょう》ランキングのようなものをつけているのですが、ほとんどのサプリメントはあまりランクが高くなく、質問にあるコンドロイチンやグルコサミンは低い位置づけになっています。

通販番組などを見ていると、サプリメントやドリンクなどの健康食品が頻繁《ひんぱん》に登場し、成功体験者のエピソードが紹介されていますが、それを鵜呑《うの》みにできるかどうかというと、ちょっと考えものです。**得られる効果に、過度の期待はかけないほうがいい**でしょう。必ず画面に映し出される「あくまで個人の感想です」という意味合いの一文が、すべてを物語っていると思います。

ただし、私はこれらの健康食品自体を全否定するつもりはありません。実際に効いた人、効果があったと実感できる人は、ちゃんといらっしゃるからです。

同じサプリメントを100人が飲んで9割の人が効きました、ということであれば、おそらくほとんどの人に効くと考えられ、エビデンスありと評価されるのですが、3割の人しか効果がなかったら、エビデンスがないということになってしまいます。しかしながら、その3割の人にとっては意味があったということですので、**「自分がその3割に入るかもしれない」と期待して飲むのはあり**です。効く人と効かない人がいるなかで、自分が効く人の側になる可能性はあるわけですからね。

試す場合は、とりあえず1カ月間飲み続けてみるといいでしょう。その結果、効くなら効いた、効かなかったら効かなかったで、やめるか継続するか、あるいは代わりのものを探すかを判断すればいいのではないでしょうか。

58

コンドロイチンやグルコサミンなどの健康食品は、本当に効きますか？

サプリメントを一定期間続けて飲む際に注意していただきたいのは、副作用の有無と価格です。効果が薄いうえに副作用があるようなら本末転倒ですし、あまりに高価なものですと経済的に負担がかかります。

そこまでして、サプリメントを飲む必要はありません。気になる症状があれば、しっかり病院に行って医師の診察を受け、適宜、薬を処方してもらいましょう。

重要なのは、サプリメントに頼るのではなく、ちょっと手伝ってもらうくらいの感覚で接すること。治してもらうのではなく、自分で治すという強い意思を持つようにしてください。

「病は気から」ということわざがありますが、私の経験上、気持ちの強い方のほうが、サプリメントにしろ薬にしろ、効きやすいという印象を持っています。健康長寿の秘訣は、ご自身が強くそうありたいと思うことにあるのです。

59

Q

男性の更年期障害が慢性痛の一因となることはありますか？

男性更年期は意欲や筋力が低下し、痛みも引き起こします。

教えてくれた人
北原雅樹 先生

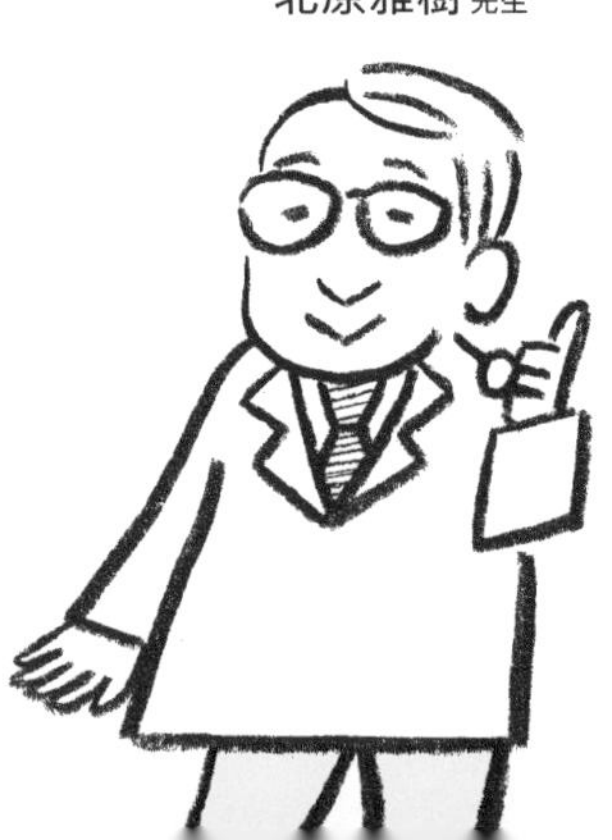

59

男性の更年期障害が慢性痛の一因となることはありますか？

女性の更年期障害はようやくある程度知られてきましたが、それでも50歳以上の女性の7割が更年期症状を抱えていながら、実際になんらかの対処をしているのは半分以下という調査結果もあります。男性の更年期障害については輪をかけて深刻で、いまだにまったくと言っていいほど認知されていません。日本は性がタブーうんぬん以前の問題だと思います。

男性更年期は、単に性欲が落ちるだけと誤解されることが多いですが、実際は**意欲低下や筋力低下、それに伴う慢性痛など、さまざまな身体精神症状を引き起こします。**だからこそ、より健康的に、なおかつ幸せに生きるためには、ホルモン補充療法をはじめ、さまざまな対処法を考えるべきなのです。

女性は閉経が更年期のひとつの目安になりますが、男性は個人差が大きいため容易に特定することができません。うつでも認知症でもないのに体の調子が悪く、**家族から「生気がない」と言われたら、症状を疑うようにしましょう。**

60

Q

慢性の腰痛患者ですが、太っているのと、痩せて筋肉がないのとはどちらが悪いのですか？

筋肉量が足りない人が危ない。

教えてくれた人

北原雅樹 先生

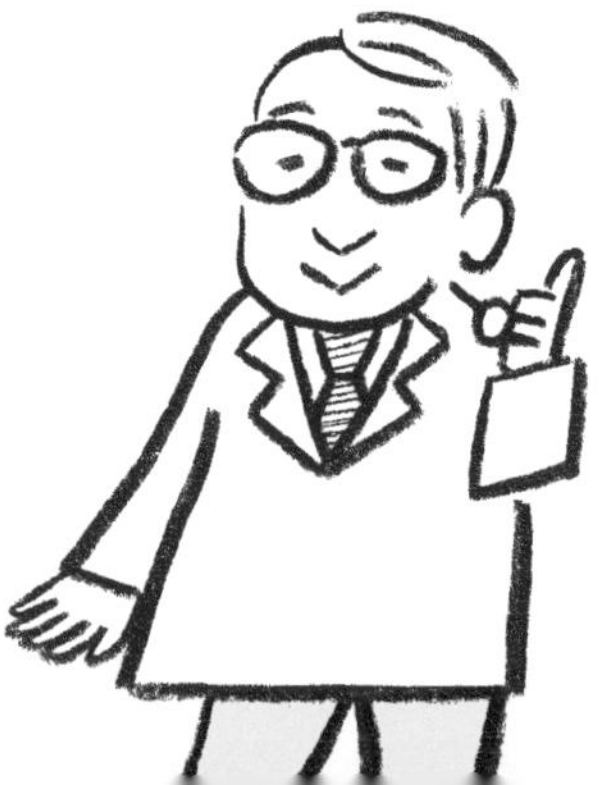

60

慢性の腰痛患者ですが、太っているのと、痩せて筋肉がないのとはどちらが悪いのですか？

慢性痛の多くは日常の運動不足や生活習慣病からくるもので、なかでもよくない症状として挙げられるのが廃用《はい》症候群です。廃用症候群は、安静状態の長期化などによって身体機能が低下することで、筋肉に過重な負担がかかります。

ここには相対的な負担と絶対的な負担のふたつの意味があり、前者は肥満や生活習慣の変化などが含まれます。対する後者は、筋肉量が圧倒的に足りないことによって生じるもの。**人並みの筋肉の量とパワーがなければ、なにをしてもすぐに疲れてしまい、痛みが発生する**のは当然です。

私の経験上、太っている人が適切な食事療法や運動療法で体重を落とすと、痛みが和らぐケースは多いと感じています。それは、太っている人は体重に比べて相対的に筋肉が少ないだけで、もともと一定量はあるからでしょう。ただし、激しい体重の増減を繰り返す人は注意が必要。太るときにぜい肉がつき、痩せるときに筋肉が落ちるので、どんどん筋肉量が不充分になっていくからです。

一方、痩せていて、筋肉が少なく、なおかつ食の細い人は非常に心配と言わざるを得ません。マラソンランナーのように細くても筋肉のある人ならいいのですが、そうでない細身かつ小食の人は筋肉をつけるのが大変ですので、慢性痛を改善するのはなかなか難しいでしょう。

とくに気をつけていただきたいのが女性で、筋肉が少ないと姿勢が悪くなり、症状をどんどん悪化させてしまいます。

さらに、更年期を迎えると筋肉が明らかに減っていき、骨盤の下のほうにある骨盤底筋群という筋肉の膜が衰《おとろ》え、尿漏れや、場合によっては子宮や膀胱《ぼうこう》、直腸などが体外に出てきてしまう、骨盤臓器脱という病気を引き起こすケースもあります。

筋肉というのはそれくらい重要な存在なのですが、姿勢を保持するための脊柱《せきちゅう》

60

慢性の腰痛患者ですが、太っているのと、痩せて筋肉がないのとはどちらが悪いのですか？

起立筋などの筋群や、コアマッスルとも呼ばれる深部筋群は、なかなか衰えない一方、**一度衰えると簡単に戻すことはできません**。将来的に苦労しないためにも、若いころから筋肉のことを意識し、バランスのとれた食事をとり、適度な運動をしっかり行うようにしましょう。**見た目の細さだけを追求していると、年齢を重ねてから強烈なしっぺ返しを受ける**ことになってしまいます。

がに股歩きになっていたり、ハイヒールで歩くときにカッコンカッコンと、つま先とヒールの部分の足音が（足を引きずることによって）交互に鳴ってしまっていたり、立っているときに背中が丸まり、お腹が前に出ている姿勢になっていたり、出産経験がないのに尿漏れをしてしまったり。

これらにひとつでも該当する人は、運動量と筋肉量が足りていない可能性が大ですので、危機感を持つようにしてください。あと、歩くときの姿勢のバランスを崩してしまう**歩きスマホは絶対にやめましょう**。

61

Q

帯状疱疹ワクチンの接種や骨粗鬆症の検査・治療なども、慢性痛の予防に有益ですか？

帯状疱疹や骨粗鬆症は、ワクチンや薬で予防できます。

教えてくれた人
北原雅樹 先生

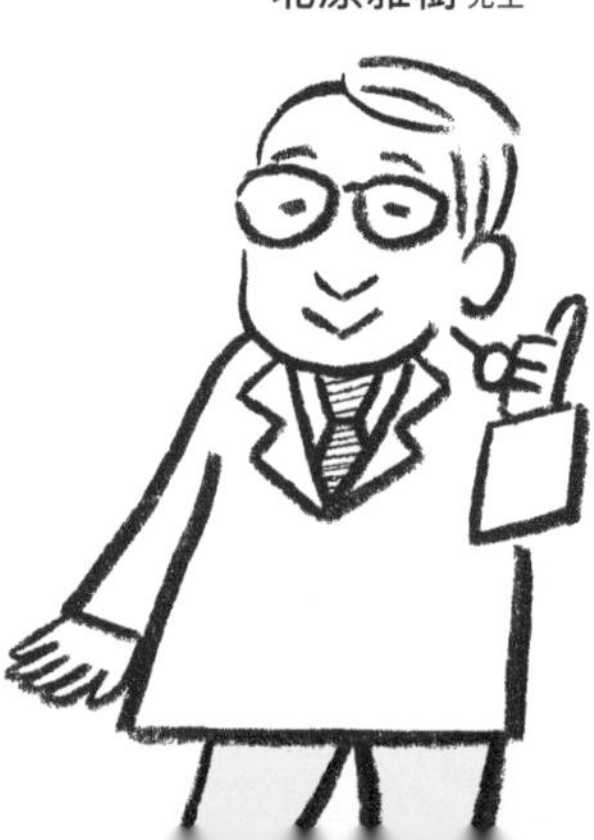

61

帯状疱疹ワクチンの接種や骨粗鬆症の検査・治療なども、慢性痛の予防に有益ですか？

慢性痛のほとんどは生活習慣病で、日々の生活の地道な改善が必要です。ただひたすら薬に頼るという治療法を続けるとさまざまな問題が生じてきますし、専門医としてそれを看過することはできません。

でも、なかには例外があります。帯状疱疹《たいじょうほうしん》ワクチンの接種はそのうちのひとつ。これを行うと、**慢性痛の予防に大きな効果**をもたらしてくれるのです。

女性の平均寿命が90歳に迫ろうとしている現代の日本では、**ほとんどの高齢者が帯状疱疹になる可能性を持っている**と言っても過言ではありません。60歳以上で発症すると、そのうち10～15％の人が帯状疱疹後神経痛に移行するといわれ、生涯治ることなくずっと痛みに苦しむ生活を強いられてしまいます。

そんななか、心強い味方になってくれるのが帯状疱疹ワクチンです。これを接種すると、帯状疱疹そのものを発症する確率が約半分に、さらにそこから帯状疱疹後神経痛に移行する確率が約3分の1になることがわかっています。

つまりは1／2×1／3＝1／6。ワクチンを打つことで、やっかいな**慢性痛を抱える確率を、6分の1に減らすことができる**のです。

日本のワクチンは非常に優れており、一度打つと10年間は効果が持続します。60歳になると帯状疱疹から帯状疱疹後神経痛に移行する確率が格段に上がりますので、60歳で1回目、以降は70歳、80歳というように、10年おきに打つといいでしょう。もちろん私も、60歳を迎えたタイミングで摂取しました。

費用は1回7000円程度。多くの国民が帯状疱疹後神経痛にならないことによって浮く医療費は莫大《ばくだい》なものになりますので、個人にとっても国家にとっても大きなプラスになります。私はその重要性をアピールし、援助金を出してもらうように自治体に訴えかけているところです。費用が1000円でも2000円でも安くなれば接種する人は増えますし、それがウィンウィンの関係を生むことにつながりますからね。

61

帯状疱疹ワクチンの接種や骨粗鬆症の検査・治療なども、慢性痛の予防に有益ですか？

骨粗鬆症《こつそしょうしょう》についても同様で、検査ならびに症状悪化を食い止めるための薬の服用や注射の接種をおすすめしています。

とりわけ女性の場合、更年期以降で約8割が骨粗鬆症になるとされていますので、50歳を過ぎたあたりで一度、骨密度を調べるDEXAという検査と、血液の状態を調べる検査を組み合わせて受けるようにしてください。

骨粗鬆症と診断されたら、治療効果のある薬と注射、さらには運動療法を加えて症状の悪化を防ぐといいでしょう。慢性痛を患《わずら》う確率や寝たきりになる確率を、確実に抑えてくれます。

男性の場合、普通の生活を送っていれば、70〜80歳までは骨粗鬆症になることはありませんが、まれになる人は、それ以外の別の病気を抱えているケースがほとんどですので、充分に注意してください。

62

Q

視力の低下と長寿の関係が知りたいです。
レーシックは長生きにつながりますか？

視力や聴力の低下は、認知機能の低下を招きます。

教えてくれた人
鳥海弥寿雄 先生

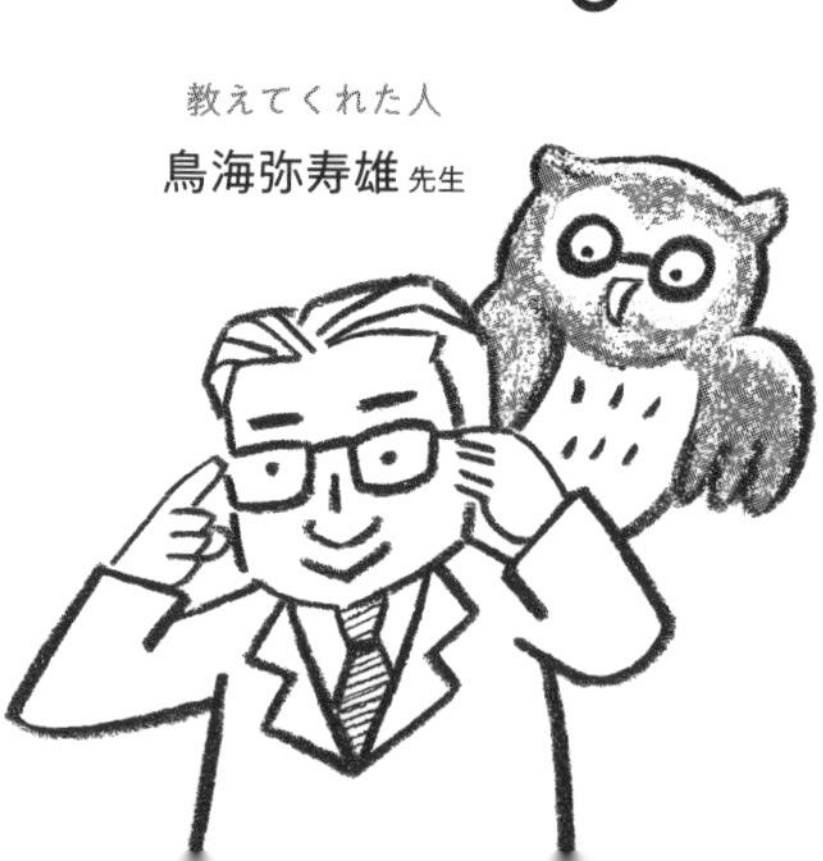

62

視力の低下と長寿の関係が知りたいです。レーシックは長生きにつながりますか？

「年をとると耳が遠くなって目も遠くなって、近くなるのはトイレだけ」

私はよく自分の患者さんに冗談でこう言うのですが、加齢とともに体の機能が衰《おとろ》えていくのは仕方のないことであり、それを受け入れながら生きていくしかありません。

しかし、健康的に長生きしたいのなら、なんらかの対策を立てるべきでしょう。

視力や聴力の低下は外界刺激の減少をもたらし、ひいては認知機能の低下を招く可能性があるからです。**本や新聞を読まない、テレビを見ない、という生活は、確実に脳の活動を低下させます。**そしてそれは、寿命の短縮につながります。目が見えることと長生きは、まったく無関係ではないのです。

視力回復のためにレーシック手術を受けるのは構いませんが、しっかり視力矯《きょう》正《せい》できる眼鏡があれば充分です。同様に、耳が遠くなったら、変なプライドは捨てて補聴器に頼るべきだと思います。

63

Q おへそから器具を入れて腫瘍を取り除く、体に負担をかけない手術があるそうですが、寿命が延びることにつながりますか？

体の負担が大きく減るので長生きにつながります。

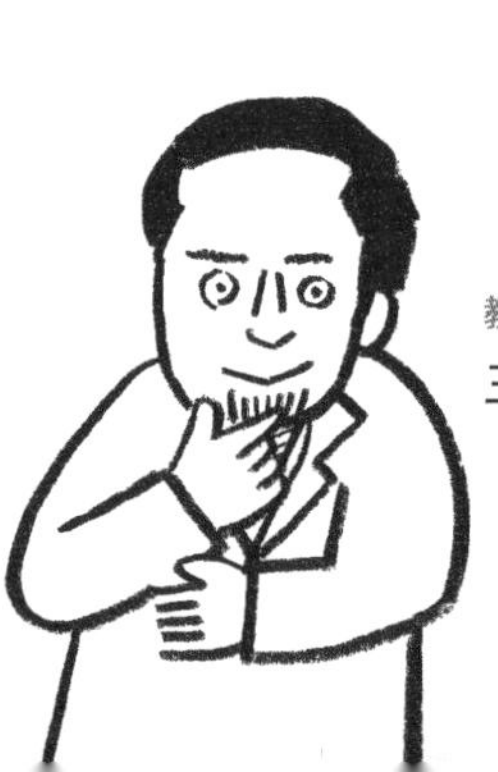

教えてくれた人
三澤健之先生

63

おへそから器具を入れて腫瘍を取り除く、体に負担をかけない手術があるそうですが、寿命が延びることにつながりますか？

人間の寿命はどんどん延びる傾向にあり、日本は近いうちに人生百年時代に突入すると言われています。長生きするということは、それだけいろいろな病気にかかる機会も増えるということ。通常であれば生涯に1回手術をするかどうかというような人でも、また別の病気にかかり、2回、3回、4回と手術を行うケースがどんどん出てくるでしょう。

それを考えると、お腹（おへそ）をわずかしか切らない最新の術式は、お腹を大きく切る従来の術式よりも有利な立場にあると考えられます。なぜなら、術後に体に及ぼす影響について、両者には決定的な違いがあるからです。

お腹を大きく切る手術は、仮に成功しても術後にお腹の裏側で癒着《ゆちゃく》が起こり、腸をはじめとするいろいろな臓器がべったりとくっついてしまいます。生涯1回の手術ならまだいいのですが、2回目が訪れたときが大変。開腹したらまず、癒着を取り除く作業（癒着剥離《はくり》）をしなければならず、**本来の手術をするまでに2～3時間かかってしまうこともある**のです。

手術時間が長くなると患者さんの体の負担になりますし、癒着剥離をしているあいだに随分と出血することもあります。

それに対し、おへその部分を小さく切って行う手術、たとえば私がよく行う単孔式の腹腔鏡《ふくくうきょう》手術ですと、術後のお腹のなかにほとんど癒着が残りません。２回目もその次もおへそからのアプローチが可能になりますし、癒着がないぶん、２回目以降の手術の安全性も高まります。

お腹を大きく切る手術のデメリットはそれだけではありません。手術を行うことはイコール、腹壁（腹部の壁にある筋肉の総称）を破壊することを意味します。腹壁はお腹を大きく膨《ふく》らませる腹式呼吸や運動などで使いますので、ダメージが

63

おへそから器具を入れて腫瘍を取り除く、体に負担をかけない手術があるそうですが、寿命が延びることにつながりますか？

あるとうまく機能してくれません。

腹壁を破壊することは、長期的に考えると明らかにマイナスであり、決してプラスに転じることはないと考えてください。

さらに、患者さんのメンタルに与える影響も計り知れません。とくに多くの女性は、お腹に大きな傷が残ると、鏡の前に立ってその傷を見るたびに、病気に苦しんだ当時のことを思い出し、鬱々《うつうつ》とした気持ちになると言います。

一方、おへそを小さく切る手術であれば、腹壁を破壊する心配はありませんし、術後に大きな傷も残りません。私が担当している患者さんからも、傷がまったく目立たないと大変喜ばれています。おへそを小さく切って器具を入れる手術がすべての内臓系の病気に対応できるわけではありませんが、技術の進歩とともにカバーできる範囲は大きく広がりました。長寿を念頭に置くのであれば、間違いなくこちらを選択するのがベターなのです。

おわりに

最後までお読みいただき、ありがとうございます。

いかがでしたか？

いままでみなさんが常識と思っていたことがそうでなかったり、正しいと思っていたことが間違っていたり、新事実や目から鱗《うろこ》の話に出合ったりと、驚かれることが多かったと思います。

医学の世界は日々進歩していますし、過去の常識が覆《くつがえ》されるケースもありますので、本書で紹介した健康長寿につながる方法が、未来永劫《えいごう》変わることのない唯一無二の正解であると、断言することはできません。

しかしながら、日本トップクラスの〝最強の医師団〟10人が推奨《すいしょう》する、現状で考え得る最良の方法であることは事実です。参考になったと思った方法、実践《じっせん》してみたいと感じた方法に、今日から積極的に取り組んでみてください。

長寿というのは、生物としてただただ寿命を永らえることではありません。健康的で、有意義な人生でなければ、どれだけ長く生きてもわびしいものになってしまうでしょう。

みなさんに目指していただきたいのは、心身ともに充実した健康長寿です。

本書がそれを叶える一助になることを、願ってやみません。

坂本昌也

最強の医師団が教える 長生きできる方法

発行日　2020年10月2日　第1刷

著者　坂本昌也、頴川晋、北原雅樹、齋田良知、繁田雅弘、下村健寿、炭山和毅、鳥海弥寿雄、前島裕子、三澤健之

本書プロジェクトチーム
編集統括　柿内尚文
編集担当　大住兼正
編集協力　天野由衣子（コサエルワーク）、岡田大
デザイン　杉山健太郎
イラスト　曽根愛
取材協力　高橋誠
DTP　藤田ひかる（ユニオンワークス）
校正　東京出版サービスセンター

営業統括　丸山敏生
営業推進　増尾友裕、藤野茉友、綱脇愛、渋谷香、大原桂子、桐山敦子、矢部愛、寺内未来子
販売促進　池田孝一郎、石井耕平、熊切絵理、菊山清佳、櫻井恵子、吉村寿美子、矢橋寛子、遠藤真知子、森田真紀、大村かおり、高垣真美、高垣知子
プロモーション　山田美恵、林屋成一郎

編集　小林英史、舘瑞恵、栗田亘、村上芳子、菊地貴広
講演・マネジメント事業　斎藤和佳、高間裕子、志水公美
メディア開発　池田剛、中山景、中村悟志、長野太介、多湖元毅
総務　生越こずえ、名児耶美咲
管理部　八木宏之、早坂裕子、金井昭彦
マネジメント　坂下毅
発行人　高橋克佳

発行所　株式会社アスコム

〒105-0003
東京都港区西新橋2-23-1　3東洋海事ビル
編集部　TEL：03-5425-6627
営業部　TEL：03-5425-6626　FAX：03-5425-6770

印刷・製本　中央精版印刷株式会社

Printed in Japan ISBN 978-4-7762-1100-6

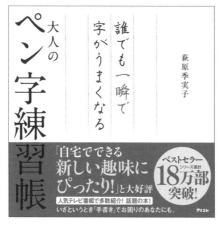

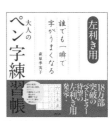